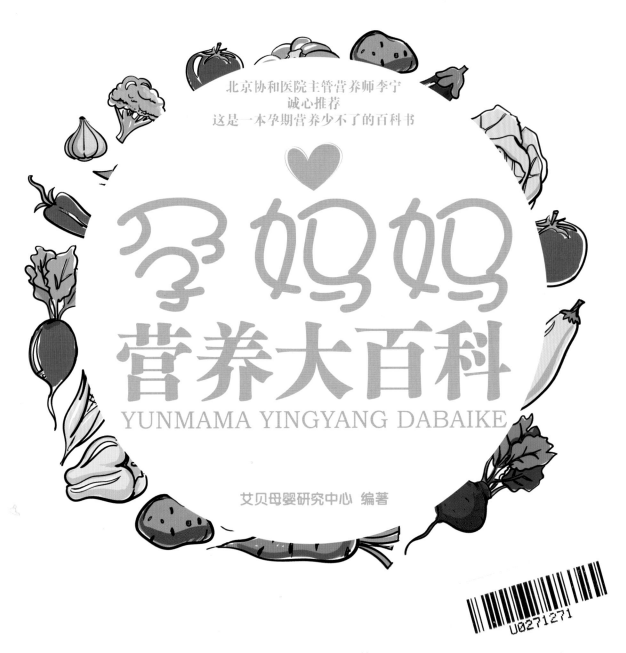

北京协和医院主管营养师李宁
诚心推荐
这是一本孕期营养少不了的百科书

孕妈妈
营养大百科
YUNMAMA YINGYANG DABAIKE

艾贝母婴研究中心 编著

四川科学技术出版社

图书在版编目（CIP）数据

孕妈妈营养大百科 / 艾贝母婴研究中心编著. -- 成都：
四川科学技术出版社，2016.10
ISBN 978-7-5364-8456-6

Ⅰ. ①孕… Ⅱ. ①艾… Ⅲ. ①孕妇—营养卫生-基本知识
Ⅳ. ①R153.1

中国版本图书馆CIP数据核字（2016）第227318号

孕妈妈营养大百科
YUNMAMA YINGYANG DABAIKE

出 品 人　钱丹凝
编 著 者　艾贝母婴研究中心
责 任 编 辑　杨晓黎
封 面 设 计　秦　冬
责 任 出 版　欧晓春
出 版 发 行　四川科学技术出版社
　　　　　　地址　成都市槐树街2号　　邮政编码　610031
　　　　　　官方微博　http://weibo.com/sckjcbs
　　　　　　官方微信公众号　sckjcbs
　　　　　　传真　028-87734039
成 品 尺 寸　210mm×225mm
印 　 张　16
字 　 数　220千
印 　 刷　联城印刷（北京）有限公司
版次/印次　2016年10月第1版　2016年10月第1次印刷
定 　 价　39.80元

ISBN 978-7-5364-8456-6
本社发行部邮购组地址　成都市槐树街2号
电话　028-87734035　邮政编码　610031

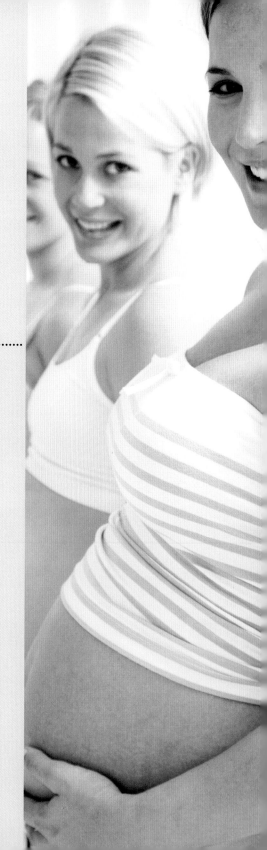

PREFACE

怀孕了，手边总要有一本好的孕育书籍可供翻阅。那么，什么样的孕育书才是好书呢？笼统地说，好书应具备这些特征：理念科学、先进，内容实用、易懂，便于参考操作，而且一定要方便查阅。

为了做到方便查阅，我们在全书的结构编排上，按照时间走向，分了三个大的部分：即备孕阶段、怀孕期间以及产后。在内容上，本书汇集了当前科学、先进的孕育理念，按照一定的逻辑分层次呈现出来。比如，我们在第一章从改掉不良饮食习惯，到增强孕育能力的饮食，到备孕需要补充的营养、备孕食谱等内容，循序渐进地将备孕营养饮食呈现出来；第二章，我们除了传统的逐月介绍十月怀胎饮食，还分门别类地推荐了孕期养胎的优质食物、孕期不适的食疗方案、均衡的营养配比方案以及不同季节怀孕的饮食方案。到了第三章产后部分，我们隆重推出了产后催乳饮食、产后进补与不适的饮食调节、产后塑身饮食，以及对"坐月子"的科学解析等。

我们用心地制作这本书，最希望：

你在备孕时便邂逅它，它能给你的孕期带去私人订制般贴心、实用的全程内容陪伴，给你指导，帮你释疑，伴你平稳走过整个孕期。

哪怕只是，

在你经历严重孕吐、水米难进、担心胎儿发育时，它能科学地解释孕吐，并告诉你正确的做法，帮你解除疑惑，让你不再因此而忧心。

哪怕只是，

在你不知道每个阶段该怎样吃、某种食物孕期该不该吃时，它能从专家的视角予以科学的解读，告诉你怎么吃。

哪怕只是，

在你因出现孕期并发症或其他不适而焦虑不安时，它会有如私人医生一般为你讲解孕期不适的相关知识，陪伴你安然度过。

哪怕只是，

临近生产你惴惴不安时，它会向你客观地展示分娩过程，告诉你怎样通过饮食实现顺利分娩。

更哪怕是，

你顺利娩出宝宝后，不知道该如何"坐月子"时，它会将产后保健事宜一一道来。

只要你有心与它相遇，再迟的邂逅都不算晚。

我们的一切努力，惟愿你好孕！

艾贝母婴研究中心

2016.5

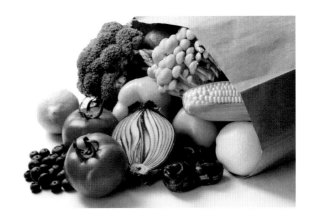

目录

CON

第 1 章

增加孕动力 打造易孕体质

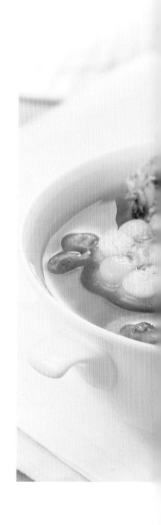

TENTS

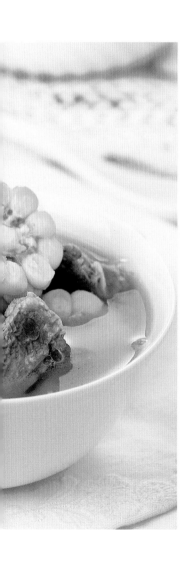

第 2 章

十月食养方　安心实用养胎

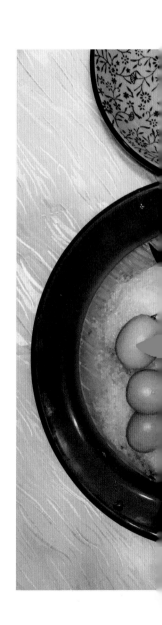

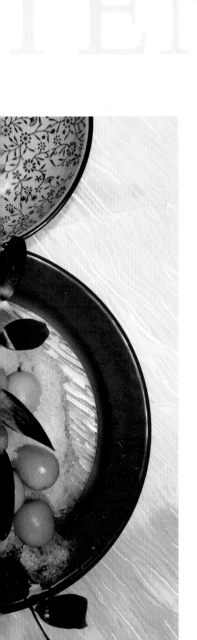

专题：吃对了，怀孕照样可以美美哒 ……………66

18 种优质食物长胎又养胎 ……………………… 68

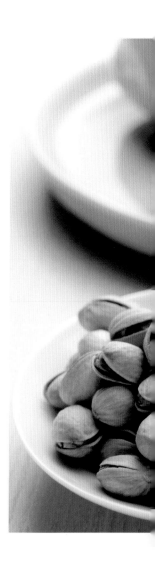

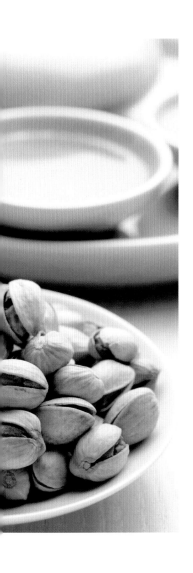

第 **3** 章

食物养身心 母子食养法则

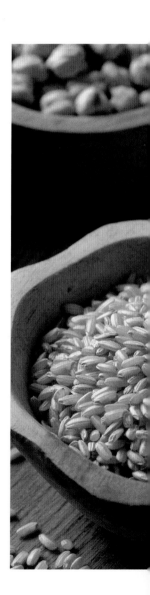

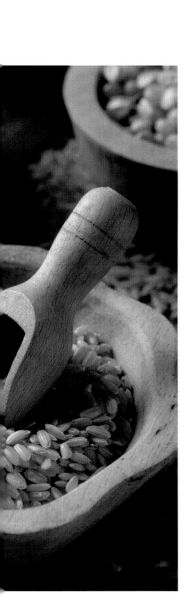

TENTS

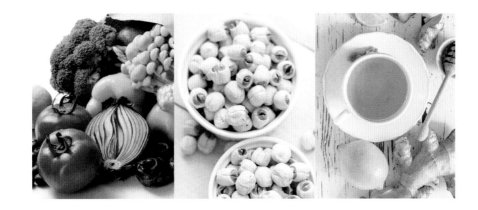

CHAPTER

孕妈妈营养 大百科

YUNMAMA YINGYANG DABAIKE

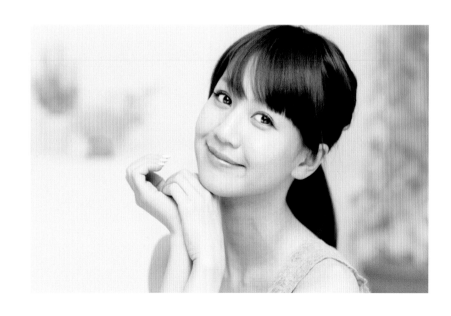

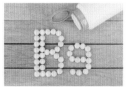

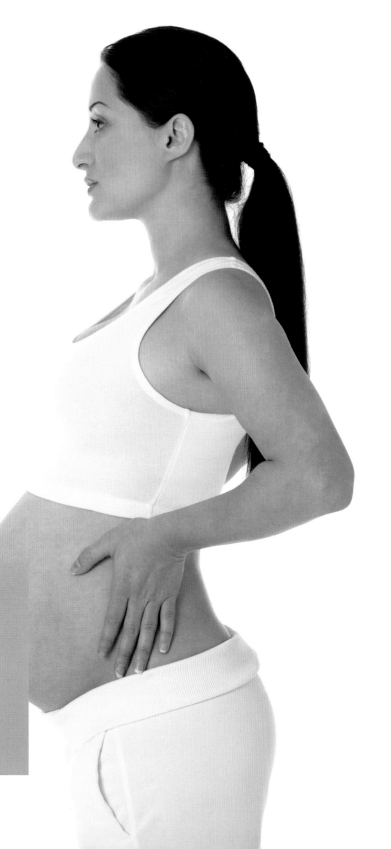

ONE

第**1**章

增加孕动力

打造易孕体质

想怀孕就别再这么吃了

二孩政策落地了，是不是想再补一胎？什么？一胎都没有？没关系，现在准备也来得及。怀孕不是一件容易的事，备孕期间做好充分的准备，才能增加受孕概率。如果你准备怀孕，平时还有下面这些不太健康的饮食行为，那么从现在开始戒掉它！

喝酒，不孕、致畸的头号"杀手"

酒精是确定的致畸物质，是导致胎儿畸形和智力低下的重要因素。如果打算要孩子，最好提前三个月戒酒，夫妻双方都要戒。已经怀孕的女性整个孕期都应避免摄入酒精。

小心酒精让你雄风不振

酒精的主要成分是乙醇，它会损伤生殖细胞，使男性体内的儿茶酚胺浓度升高，导致睾丸萎缩，睾丸的生精功能发生结构性改变，血液中睾丸酮等雄性激素分泌不足，从而出现性欲减退、精子畸形、阳痿等情况。过量或长期饮酒，致畸的风险非常高。备孕期间，还是把酒戒了吧。

想升级成妈妈，提前戒酒

酒精对备孕女性的影响更大。女性经常饮酒会导致月经不调、性欲减退、卵子生成异常、甚至闭经等问题，

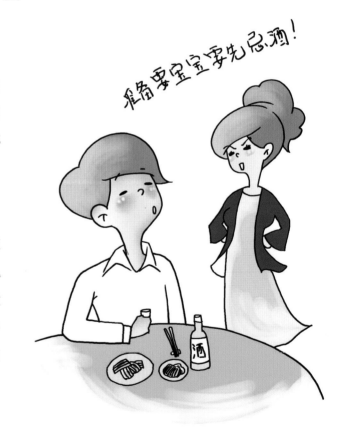

准备要宝宝要先忌酒！

▲ 酒精会损伤生殖细胞，长期大量饮酒会影响男性的生育能力，因此从准备怀孕开始，男性就应做到滴酒不沾。

很难保证卵子的健康，严重时会造成无法成功受孕。即使能怀孕，乙醇也会使生殖细胞受到损害，导致受精卵发育不健全。另外，酒后受孕，可能会造成胎儿发育迟缓，尤其对大脑损伤严重，孩子出生后智力低下的可能性大大提高。比如，出现体重低、中枢神经系统发育障碍、小头畸形、心脏畸形、四肢畸形等问题。

再提醒一句：不仅备孕期间，女性在整个孕期都不能饮酒。

😊 喝点米酒总可以吧

不行。米酒也是酒，主要成分和普通酒没有区别，都含有酒精，只是米酒的酒精浓度比普通酒低。即使酒精浓度再低，如果经常或大量摄入，也会对身体造成影响，阻碍受孕。即使受孕，微量的酒精也会通过胎盘进入胎儿体内，使胎儿大脑的分裂受阻，而致发育不全。如果中枢神经系统发育受阻，就会导致胎儿畸形、智力低下。

停止嗜辣，不要舌尖上的刺激

辛辣食物燥热，容易导致女性孕后出现消化功能障碍以及排便异常，加重孕期胃部不适、消化不良、便秘、痔疮等问题，同时也会影响母体对胎儿营养的供给，甚至增加分娩困难。因此，从备孕前的3～6个月开始，女性就不要吃辛辣刺激性食物了，辣椒、胡椒、花椒、桂皮、小茴香等都包括在内。

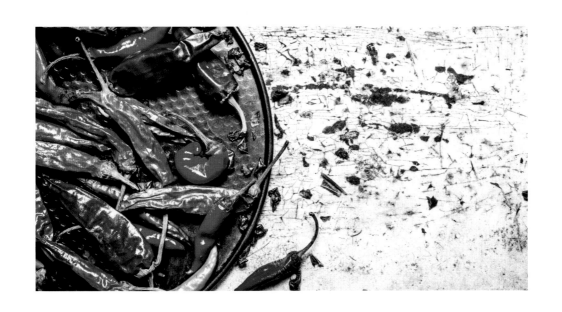

◀ 辛辣食物容易造成消化系统功能障碍，不利于妊娠和分娩，平时嗜辣的女性从备孕开始就要避免吃辛辣食物。

重金属，拉低智商无下限

重金属是一种会损害人类智商的物质。一旦进入人体内，不容易代谢出去，会在人体的某些器官中累积，造成慢性中毒，还会导致贫血。如果备孕期间不小心摄入体内，剂量高了可能会影响胎儿的神经系统发育，导致胎儿日后发育迟缓、智力低下等。通常，爆米花、铅质焊锡罐头食品、一些大型鱼类（如金枪鱼、旗鱼、鲨鱼等）、松花蛋等食物更容易富集重金属。

咖啡因，控制摄入量是关键

一些研究显示，咖啡因会刺激人的交感神经，从而可能会影响人的生育能力。这是因为，交感神经与副交感神经相互表里。其中，交感神经负责人体日间的所有活动，副交感神经则与夜晚的生理、勃起等与性相关的活动有关。交感神经受到刺激，活动变得频繁时，副交感神经就会受到压抑，从而导致性欲减退。也有专家认为，咖啡

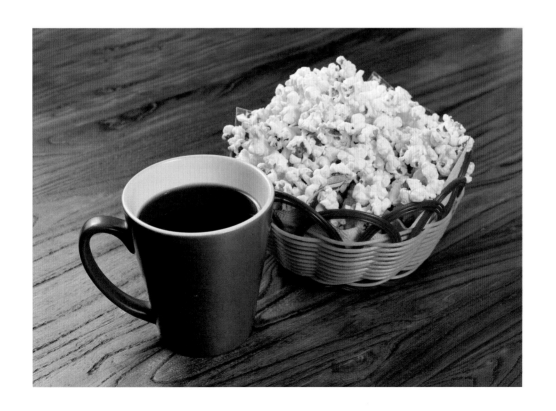

▲爆米花容易富集重金属铅，被人体摄入后不易排出体外，一旦怀孕时摄入会影响胎儿神经系统发育，造成先天性缺陷。咖啡对人的生育能力也有影响，为了优生优孕，备孕女性最好不喝咖啡。

可以喝，但不能过量，否则会导致流产的风险增加。每天摄入的咖啡因总量不应超过200毫克。每种饮料和食物中单位分量内含有咖啡因的量都不相同，要想准确把握200毫克的安全剂量，还是有些难度的。所以咖啡因的摄入一定要少，而最保险的做法就是避免摄取。

除了咖啡，茶、可乐、一些功能性饮料、巧克力以及咖啡口味的冰淇淋等，都含有一定量的咖啡因。因此，这些食物和饮品也要严格控制摄入量。像可乐这样的既含有咖啡因又有很多添加剂的碳酸饮料最好就别喝了。另外，巧克力虽然也含有一定量的咖啡因，但作为补充体力的优质食物，在临产之前医生通常会建议产妇适量摄取以便为分娩积蓄能量。

食品添加剂，越少越好

出于改善食品外观、口味及保质期限等考虑，市售的很多包装食品都或多或少含有一些食品添加剂，常见的有防腐剂、香精、着色剂、膨松剂、酸度调节剂、抗氧化剂、甜味剂、营养强化剂、甜味剂、增稠剂等。如果你准备怀孕，那么就要小心了，有些食品添加剂过量摄取可能会增加畸胎和流产的风险。尤其像方便面、蜜饯、各种膨化食品等既有大量食品添加剂营养价值又低的食物最好避免食用。

另外，无论是哪种食品，购买前，一定要仔细查看食品包装上的成分及配料表，尽量避免购买含有食品添加剂的食物。

碳酸饮料，再馋也要忍

碳酸饮料就是加入了二氧化碳气体的饮料，虽然饮用起来很爽口，但这类饮料大多含有糖分、色素、磷酸、碳酸、香精、防腐剂等成分，就营养价值而言基本可以忽略不计，对人体的危害却显而易见。比如：

◎饮用碳酸饮料释放出的二氧化碳容易引起腹胀、食欲下降等反应，建议女性从孕前3个月开始避免摄取碳酸饮料。

◎碳酸饮料中的糖分含量极高，糖分进入人体内基本会转化为热量，增加育龄女性肥胖的风险，有可能会导致孕后妊娠糖尿病、妊娠高血压、肾病、冠心病等并发症的发生。

◎碳酸饮料中的磷酸、碳酸等成分会增加人体钙的流失，女性一旦怀孕对钙的需求量增大，极容易出现孕期缺钙症状。另外，缺钙还会损害牙齿健康。

◎如果备孕时就不控制摄入量，不但会对大人的身体造成影响，防腐剂等成分还会在怀孕后通过胎盘进入胎儿体内，从而影响胎儿的脑发育。

饭后甜点，能免则免

大多数甜食糖分较高，备孕时经常进食高糖饮食，容易引起体内糖代谢紊乱，怀孕后还会引发妊娠糖尿病等并发症，严重影响孕妇和胎儿的健康，并极易导致流产、早产或死胎。宝宝出生后可能会成为巨大儿或出现大脑发育障碍，影响日后的健康成长。建议夫妻双方从孕前三个月开始调整饮食结构，改变爱吃甜食的饮食习惯，冰淇淋、蛋糕、果脯各种饭后甜点能免就免了吧。

补补补，补出毛病怎么办

准备怀孕也有一段时间了，可是肚子就是没动静。这时候，有些老人家沉不住气了，没怀上是不是身体寒气重啊，于是开始张罗着怎么给你补补身体，什么人参、鹿茸、黄芪、当归……上好的补品都用上，甚至找江湖郎中开个温补的方子。可是这么随意乱补，如果不对症，效果适得其反，补出毛病来怎么办？

妇产科医生提醒说，大多数补品比较燥热，本身身体燥热的女性进服后容易引起便秘，加重早孕反应、

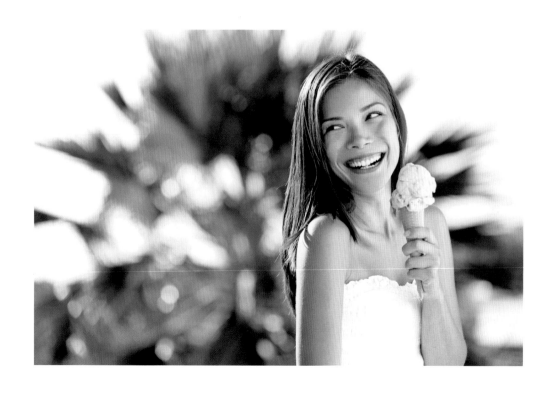

▲ 准备怀孕的女性，应少吃冰淇淋、蛋糕之类的甜食。

薯条经过油炸富含大量油脂，而且用油多是经过反复使用过的，长期食用会危害健康，不利于胎儿发育。

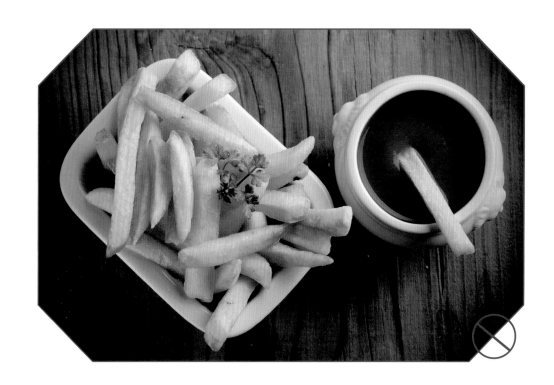

水肿和高血压等症状，严重者甚至会在孕后动血、动胎。因此，女性在孕前进补一定要谨遵医嘱，不可自己随意乱补。

拒绝油炸，随时为受孕而准备

油条、薯条、炸鸡块、炸鸡腿……这些油炸食品色、香、味俱全。美食面前，诱惑难挡。但打算怀孕的夫妻还是要冷静、克制。从孕前三个月开始，就不要再吃油炸食品了。至于油炸食品为什么不能吃，下面有几条说服你的理由：

◎油炸食品经高温处理后，食物中的营养素均会受到很大程度的破坏，营养价值降低，而油中的脂肪则会进入食物中，导致脂肪含量超标，容易引起肥胖、不易消化吸收等问题，对受孕产生不利影响。

◎如果炸制食物的油反复使用，还会产生致癌物质，导致致癌物体内蓄积，不利于妊娠。

◎经常食用油炸食品会造成体内燥热，女性怀孕后本身就容易燥热、便秘，如果孕前经常食用油炸食品，就会进一步加剧孕期便秘症状。

食物要鲜，不要腌

腊肉、腊肠、咸菜、腌制的鱼肉等这些食物中，钠盐超标，还含有对人体有害的亚硝酸盐，备孕期间经常食用，会导致孕后出现水肿、妊娠高血压等各种并发症，日后还会影响胎儿的健康。

🧒 腊肉、腊肠

腊肉、腊肠都属于咸肉，我国有些地区还会将腌好的咸肉进行二次烟熏处理。无论是用盐腌制还是烟熏，在损失营养的同时都会导致肉中含有有害成分。腊肉、腊肠中添加了大量的盐，钠盐含量超标，会加重肾脏负担，增加孕后患妊娠高血压的风险。腊肉、腊肠中通常会添加一定量的亚硝酸盐，亚硝酸盐在体内聚积会增加肝脏负担和患癌的风险。腊肉、腊肠所含的饱和脂肪和热量都很高，长期食用会为孕期肥胖埋下隐患。另外，有些腊肉、腊肠可能还存在细菌超标的问题，容易寄生肉毒杆菌，食用后很快就会出现中毒症状。因此，腊肉、腊肠虽然美味，打算怀孕的夫妻最好避免食用，以免危害胚胎健康。

🧒 咸菜

很多人胃口不好的时候，会吃点咸菜开胃下饭。咸菜虽然好吃，但对健康却无益。腌制好的咸菜基本

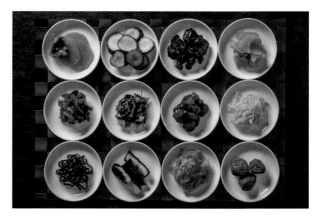

▲ 咸菜虽然能开胃，但并非健康食物，备孕女性应避免食用。

营养素损失殆尽，无营养价值可言。而且腌制时还用了大量的盐，经常食用咸菜，会增加摄盐量，导致身体水肿，怀孕后诱发或加重妊娠高血压综合征。

🧒 腌制的鱼肉

长时间腌制的鱼肉中含有大量的二甲基亚硝酸盐，进入人体后经代谢可转化成具有强致癌性的二甲基硝胺。二甲基硝胺作用于鼻咽部黏膜等部位，会刺激上皮细胞发生癌变。如果平时有吃腌制鱼肉的习惯，会导致体内的二甲基亚硝胺蓄积，怀孕后二甲基亚硝胺还会通过胎盘进入胎儿体内，严重影响胎儿发育，还可能增加孩子在成年后患癌的概率。因此，备孕期间，尽量吃新鲜的食物，避免食用长时间腌制的鱼肉。

烧烤，还是忍痛割爱吧

备孕夫妻如果平时有撸串的饮食喜好，就要改改了。从孕前三个月开始，烧烤食物就应避免食用。这是因为，烧烤会严重破坏肉类的营养成分，而且因为受热不均，肉类容易烤焦或不熟。烤焦的部分蛋白质发生结构改变，容易生成丙烯酰胺、苯并芘等有害物质，这些物质会造成男性生精功能减弱，导致精子数量减少、活力降低，降低受孕概率；还会使精子和卵子中的遗传物质 DNA 发生畸变，导致受精卵畸形。而肉类未烤熟的部分，则有可能含有弓形虫。弓形虫是严重的致畸因素，研究发现，经常吃烧烤的女性更容易出现胎儿畸形以及孩子出生后智力低下、瘫痪等情况。

食物长霉，怎么能忍

食品在保存过程中如果存储不当就容易发生霉变。摄取霉变食物会严重危害人体健康，尤其是黄曲霉菌有强烈的致癌性。当粮食、油类、豆类及蔬果等食物发生霉变时，就会产生病菌和黄曲霉菌，一旦被食用后，会导致男性阳痿、早泄等问题，影响生育能力，

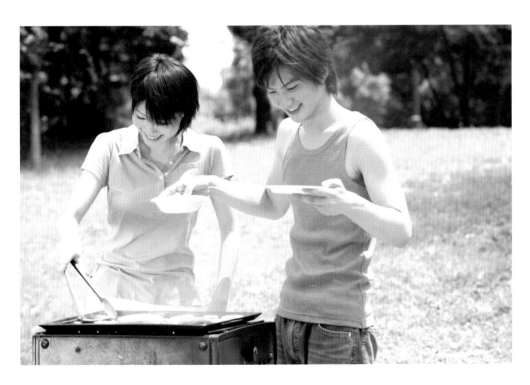

露天烧烤备受年轻人的欢迎，但经常吃烧烤对怀孕并无益处，尤其是误食了未烤熟的肉类，潜在弓形虫感染的风险，致畸的可能性极高。

不利于备孕。

霉菌本身会对人体多个器官造成危害，如心脏、肝脏、肾脏、神经、胃肠、造血器官等多个器官都可能受到损伤。怀孕后，女性如误食霉变食物可能会发生腹泻、呕吐甚至昏迷等中毒现象，一旦救治不及时就会导致胎儿宫内缺氧窒息，严重影响脑发育，甚至导致胎儿畸形。因此，建议备孕夫妻在孕前、孕期等都要注意饮食卫生，避免食用霉变食物。

荤油、肥肉，越吃越肥

随着生活水平的提高，人们比以往更注重饮食健康，但我国个别地区还存在食用荤油的习惯。荤油即动物油，由动物脂肪制成，从营养学角度分析，基本属于饱和脂肪，主要成分为饱和性脂肪酸。饱和脂肪

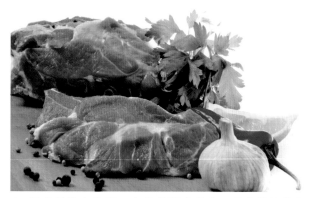

▲ 猪肉脂肪含量高，尤其是肥肉部分，基本都是饱和脂肪，经常摄取极容易引起各种孕期并发症，建议从备孕开始严格控制饱和脂肪的摄入量。

酸摄入过多会引起肥胖、体重升高、脂质代谢紊乱等问题。女性孕前如果饮食不注意控制饱和性脂肪酸的摄取，就容易为孕期肥胖、妊娠高血压综合征等孕期并发症埋下隐患。而且如果体重控制不佳，还容易生出巨大儿，影响孩子日后的健康。因此，如果想拥有健康的孕期，从备孕开始就要忌嘴，避免吃荤油、肥肉，减少饱和性脂肪酸的摄入量。

味精有争议，食用需谨慎

为了让食物更鲜美，有些家庭在烹饪菜肴时会添加鸡精、鸡粉或味精来提鲜。虽然最新研究结果证实，鸡精、味精等调味品对人体无毒害，但也最好谨慎摄取为妙。这是因为，味精的主要成分是谷氨酸钠，有实验结果显示，谷氨酸钠会和锌离子结合形成沉淀，于是有观点认为：谷氨酸钠摄取过多可能会影响人体对锌的吸收。锌是人体生殖系统最重要的营养素之一，缺锌会对孕育产生不利影响，尤其是男性的生精功能。不过目前这种说法尚有些争议。另外，谷氨酸钠其实就是谷氨酸＋钠的化合物。谷氨酸是人体必需的一种氨基酸，钠是食盐的主要成分。添加味精、鸡精可能会存在钠摄入过量的问题。因此，保险起见，味精、鸡精的摄入量还是越少越好，至于备孕夫妻，最好避免摄取。

提高受孕力的"吃吃吃"

生命的初始源于精卵相逢，精子军团进攻卵子宫殿比想象的难多了。要想成功孕育，既要保证精子军团勇猛无比，又要保证卵子宫殿做好接收准备。孕育是两个人的事，所以夫妻双方都要为怀孕而努力。那么怎样才能提高身体的受孕力呢？请关注以下与受孕有关的饮食内容。

多吃海产品，让精子军团一击即中

想提高受孕概率，不妨在日常饮食方面想点法子。研究表明，备孕期间多吃海产品有助于成功受孕。从备孕前 3 个月开始，每天吃点海产品，对强壮精子以及增加精子的活跃性非常有益。原因如下：

◎**大多数海产品中含有优质蛋白质，优质蛋白质是生成精子的重要原材料。**适量摄取海产品，有益于协调男性内分泌机能，提高精子的数量和质量，提升精子成活率。

◎**海产品中大多含有人体必需的氨基酸成分，比**

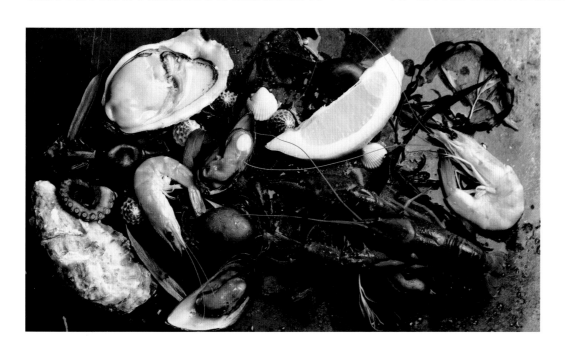

◀ 大多数海产品富含氨基酸、锌、硒等成分，可帮助生精，备孕男性可经常食用。

如氨基酸，它是精子形成的必要成分，常吃富含精氨酸的食物有助于生精。由于人体不能合成精氨酸，因此必须从食物中摄取。海参、墨鱼、章鱼等海产品都含有丰富的精氨酸。

◎海产品中还含有丰富的锌、硒等营养成分，这两种营养素对男性生殖系统的正常结构和功能的维护具有重要作用。锌、硒等营养素会参与男性睾丸酮的合成和运载活动，还能提升精子活动的能力以及增加受精概率等。一旦缺锌，就会导致男性性腺功能低下，睾丸变小、质软、精子生成减少或停止生精；缺硒则会导致精子活力下降。

坚持吃早餐，打响卵巢保卫战

坚持吃早餐有益身体健康，这样的老生常谈话题众所周知。吃不吃早餐与怀孕生育有什么必然联系吗？答案是有。最新研究发现，早餐确实和生育能力有关。丰富的早餐可以保护卵巢的正常功能，维持基本的生育能力。如果长期不吃早餐，可能会导致女性卵巢功能异常，体内睾丸激素偏高，从而降低生育概率。

食物种类就是要全、全、全

不同食物所含的营养成分不同，营养含量也不等。如果长期偏食或忌口，就会导致体内缺乏某一种或某几种营养素。如果缺少的营养素恰好与孕育有关，那就要重新调整饮食结构了。从怀孕前三个月开始，夫妻双方就要保证饮食品种多样化，食物尽量吃得杂一些，不要偏食，五谷杂粮、蔬菜、水果、肉类、鱼类、豆制品等各种食物都要吃。

饮食兼顾应季、无污染

相对而言，应季果蔬农药残留较少，比大棚种植的反季节果蔬更新鲜，营养价值也更高。因此，在果蔬供应充足的季节，备孕夫妻最好首选当季的食物。但如果赶上果蔬种类较少的季节，吃一些大棚蔬菜来实现均衡饮食也是可取的。需要注意的是，无论是准备怀孕时还是怀孕后，都应选用新鲜、无污染的蔬菜、瓜果，还可适当加一些野菜和食用菌，从而让体内产生高质量的精子和卵子，以形成优良的胚胎。

饮水充足，保证身体机能正常运转

水在人体中扮演着至关重要的角色。如果体内缺水，身体就无法处理、吸收、转化营养，也不能正常分泌激素，甚至影响到整个生殖系统。备孕期间保证饮水充足，不但可以调节自身免疫力，帮助清除体内的各种代谢废物，增强抗病能力，还可在怀孕后为胎儿提供一个良好的生长发育环境。

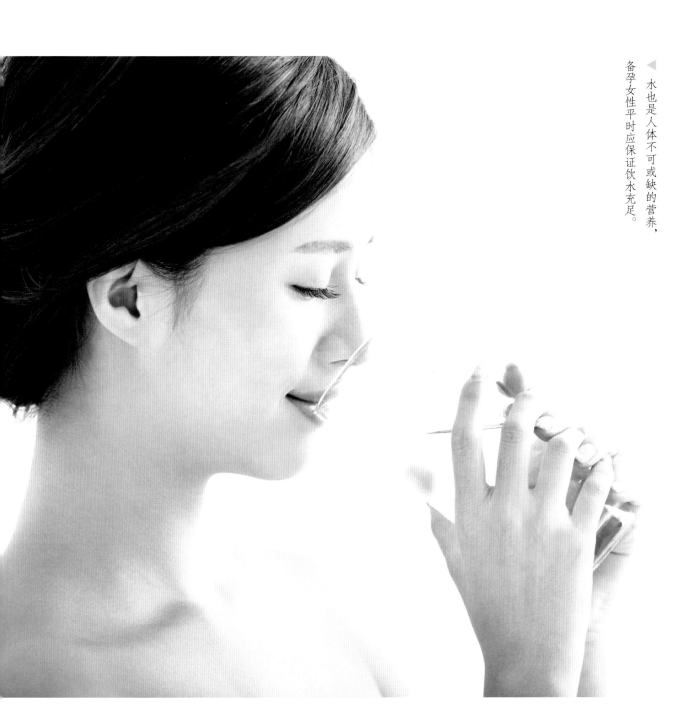

水也是人体不可或缺的营养，备孕女性平时应保证饮水充足。

非常重要：提前三个月开始服用叶酸

妇产科医生提醒备孕夫妻及孕妇：从怀孕前三个月开始到怀孕后三个月这段时间，一定要坚持服用叶酸。注意，是服用叶酸补充剂，不是单纯通过饮食获取叶酸。如果准爸爸一起补充，效果会更好。

为什么一定要服叶酸

因为叶酸对孕育有着特殊的意义，及时补充叶酸，对孕妇和胎儿都有益，比如：

◎有助于预防胎儿神经管缺陷，包括脊柱裂和无脑儿等非常严重的出生缺陷。专家指山，如果女性从孕前至少一个月到怀孕头 3 个月内坚持每天服用推荐剂量的叶酸，就能将胎儿神经管缺陷的风险降低

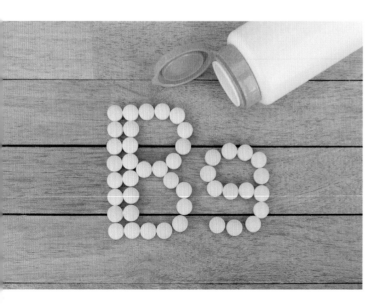

50% ～ 70%，减少无脑儿、脊柱裂的发生率。

◎从孕前开始补充叶酸还有助于降低胎儿其他类型畸形的风险，如唇颚裂及先天性心脏缺陷。研究显示，服用足量的叶酸增补剂可以减少新生儿 15% 的重大体表畸形、30% 唇腭裂和 35% 先天性心脏病的发生，并降低 20% 的新生儿死亡率。

◎调查结果显示，我国育龄女性的贫血患病率为 20.6%。从备孕开始补充叶酸，还能帮助人体制造红细胞，预防孕期贫血。

◎母体血液中的同型半胱氨酸增高可能会发生冠心病或妊娠合并症。而及时补充叶酸，可防止母体同型半胱氨酸增高，从而降低孕期冠心病即妊娠合并症的发生概率。

没病也要吃点药

大多营养素，营养师一般会建议通过饮食来补充。但叶酸却不同。补充叶酸最有效的方式是服用叶酸补充剂。这是因为食物中的叶酸在紫外线照射、高温、

浸泡等环境下不稳定，容易失去活性，人体真正能从食物中获得的叶酸很有限，食物中叶酸的生物利用率仅为叶酸补充剂的 50%，而人体对叶酸补充剂的吸收要比对食物中叶酸的吸收好一些。因此，备孕期间以及怀孕后，女性最好及时服用叶酸补充剂，同时保持膳食平衡，将饮食摄取作为补充叶酸的辅助手段（叶酸广泛存在于深绿色蔬菜中，如西兰花、芦笋、莴笋、菠菜等）。

普通药品 VS 保健品，你选哪种

药房售卖的叶酸通常有两种，一种是普通药品类叶酸，另一种是保健品叶酸。那么，药品类叶酸和保健品叶酸，到底该吃哪个呢？很多人认为孕期不能随便吃药，相对而言，保健品更为天然，副作用也少。其实不然，叶酸属于 A 级药物，没有任何致畸作用，反而对孕妇和胎儿发育都有益。另外，不论是药品还是保健品，叶酸都是人工提取的，没有任何证据表明保健品类的叶酸副作用比药品类叶酸低。因此，完全没必要为选择哪种类型的叶酸而纠结。

如果准备怀孕，你可以到当地基层社区医院进行咨询，并免费领取叶酸补充剂，通常为 0.4 毫克的叶酸片。如果自行购买叶酸产品，不论是药品还是保健品，就算产品名称一样，你都要重点核对一下成分、服用剂量、服用禁忌、生产厂家等信息，必要时请咨询医生。

小心别过量

市售的叶酸产品除了适合孕妇服用的类型，还有预防贫血和改善贫血功能的叶酸，选购时一定要注意区分，因为不同功能类型的叶酸

剂量也不同。通常用于防治贫血的叶酸每片的剂量可能达到 1 毫克以上，女性备孕或孕后服用有过量的风险。长期过量服用会造成体内维生素 B_{12} 缺乏，造成永久性的视神经损伤，还会干扰锌代谢，影响胎儿正常发育。

通常，适合备孕期间及孕后服用的叶酸，每天的剂量为一天一次，一次一片（0.4 毫克 / 片）。

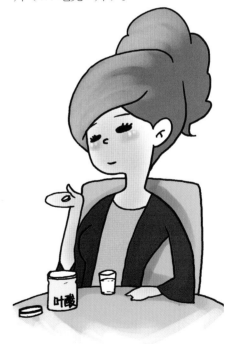

▲ 备孕叶酸应严格遵医嘱服用，用量要准确，不可私自增加服用量。

备孕营养，除了叶酸你还需要这些

孕期漫漫 10 个月，只有叶酸是不够的，所有对大人、孩子有好处的营养都要补起来。有些营养素在孕前就要加强补充，最好不要拖到怀孕后再重视，防患于未然。另外，孕前提前补充的这些营养素到了怀孕期间仍要继续摄取，不能停。

孕前加强营养有多重要

充足、合理配比的营养素，能为人体供给足够的热量，维持正常的生理机能，尤其是生殖系统的功能，使精子和卵子维持在高质量状态；同时将身体状况保持在最佳水平，从而为受精卵着床提供良好的内环境。女性怀孕后，胎儿在子宫内的生长发育，需要充足而全面的营养，这些营养均来源于母体。如果营养摄入不足，就会抑制胎儿的生长发育，导致低体重儿的出生，甚至可能导致不同程度的组织器官畸形。当然，营养摄入也不能过多，否则会引起孕期肥胖，胎儿过大，造成分娩困难。因此，营养的摄取贵在均衡、全面。通常，建议备孕夫妻从孕前三个月开始注意加强营养。从备孕阶段就需要加强补充的营养有锌、硒、铁、碘、维生素 E 等。

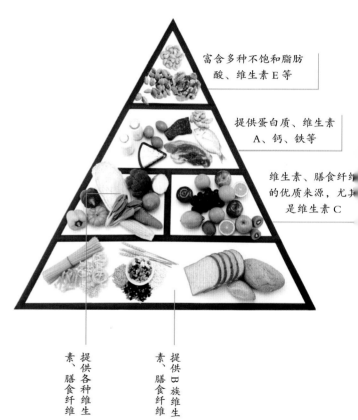

富含多种不饱和脂肪酸、维生素 E 等

提供蛋白质、维生素 A、钙、铁等

维生素、膳食纤维的优质来源，尤其是维生素 C

提供各种维生素、膳食纤维

提供 B 族维生素、膳食纤维

锌——孕与育的营养本源

锌是一种对生育至关重要的微量元素，男性生精离不开锌，女性月经离不开锌，胎儿发育还是离不开锌。所以，要想备孕一击命中，同时再为孕期增加点锌储备，那么从备孕开始就补锌吧。

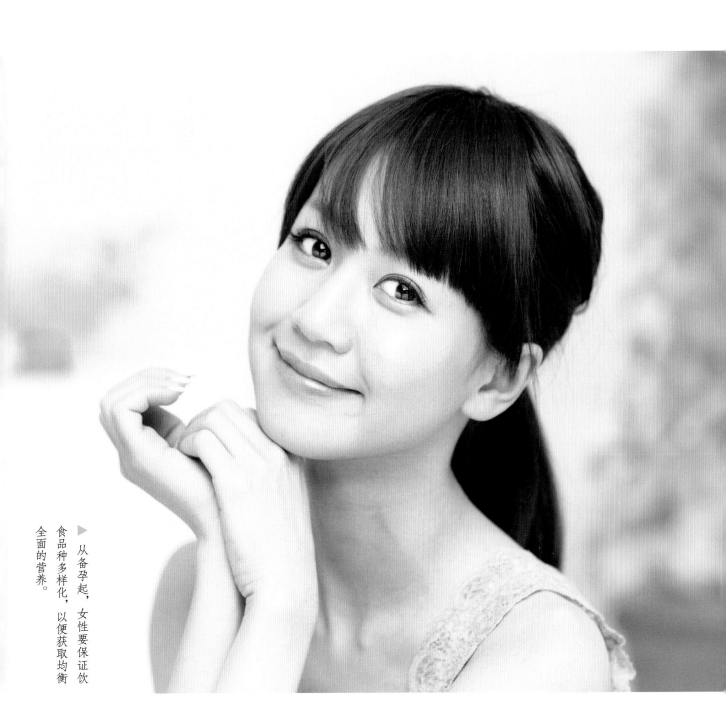

▶ 从备孕起，女性要保证饮食品种多样化，以便获取均衡全面的营养。

生不出孩子，可能是缺锌惹的祸

锌普遍存在于食物中，只要不偏食，人体一般不会缺锌。而一旦缺锌，就会对孕育产生十分不利的影响，严重者会导致不孕不育。

锌会影响人体内的垂体促性腺激素分泌，促进性腺发育，维持性腺正常机能。男性缺锌会导致性欲下降，前列腺中的酶活性也会发生异常改变，从而影响精液的液化以及精子的正常运动，致使精子的功能异常、泳动和穿透卵子的能力下降，精液中精子数还会减少，甚至无精。女性缺锌，则会影响生殖系统健康，严重时会没有月经。

如果夫妻双方准备了很长时间依然没有成功受孕，这时就要考虑是否存在缺锌的情况了。不妨在体检时检测一下体内的锌含量，通过血液中锌的检测结果判断是否缺锌。如果缺锌，应遵医嘱及时调整饮食加强补锌，必要时服用锌补充剂。

怀孕了还要继续补锌吗

缺锌不利孕育，如果已经怀上了还用补锌了呢？孕期对锌的需求量会比孕前有所增加，为了防止孕期缺锌，最好还是通过饮食加强补充。否则，会影响胎儿发育，也不利于临产时顺利分娩。

锌通过对蛋白质和核酸的作用，促进细胞分裂、生长和再生，可维持胎儿的正常生长发育。母体一旦缺锌，就可能导致胎儿脑细胞分化异常，脑细胞总数减少，干扰胎儿中枢神经的发育，可能会造成出生后智力低下或畸形，还可能造成低体重儿的出现。另外，锌能维持生殖系统健康发育，缺锌会造成胎儿生殖器官发育迟滞。锌还能促进子宫肌收缩，帮助孕妇娩出胎儿，实现经产道自然分娩。

食补更安全

饮食补锌通常不会存在过量的风险，但如果服用锌补充剂，就要注意防止过量。过量补锌存在不同程度的副作用，可能会出现腹泻、恶心和呕吐等。安全起见，备孕期间以及怀孕后，备孕夫妻可在饮食中增加牡蛎、蛤蜊、虾皮、瘦肉、动物肝脏、蛋黄、奶制品、豆类、坚果等含锌较为丰富的食物。

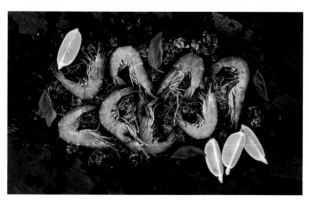

▲ 多数海产品都含锌，海虾中锌含量很可观。除此之外，海虾还是蛋白质、钙、硒等营养物质的优异供给者。

Tips

美味提示

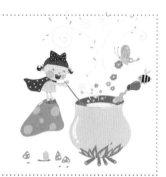

　　蛤蜊、墨鱼等海产品虽然锌、硒、碘含量丰富，但偏寒凉，与生姜、党参等温热之物搭配，可去除海产品的寒凉。

　　猪腰富含锌和硒，对孕育具有重要意义，尤其适合男性使用。

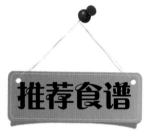

推荐食谱

蛤蜊墨鱼汤

材料：蛤蜊 30 克，墨鱼 5 条，熟地 10 克，党参 2 个，生姜 20 克

调料：盐少许

做法：

1. 将蛤蜊、墨鱼洗净，墨鱼切段，生姜洗净、切片。

2. 将所有材料一同放入砂锅中，加清水浸没材料。

3. 以小火慢炖 2 小时，加入少许盐调味即可。

栗子煲猪腰

材料：猪腰 1 对，栗子肉 100 克，葱段、姜片各少许

调料：盐适量

做法：

1. 猪腰洗净，剖开、去筋膜，控净血水后切花刀，下入沸水中余烫，捞出备用。

2. 栗子肉洗净，备用。

3. 砂锅中加适量清水煮沸，放入猪腰、栗子肉、葱段、姜片，以大火煲滚，再转小火煲 2 小时，下入盐调味即可。

硒——生精助孕好帮手

作为一种默默无闻的微量元素，能从几十种营养物质中脱颖而出，在人体中占有一席之位，除了人体必需，还有一个原因——生精助孕。

🧑 不举？可能是缺硒了

男性生精，除了锌，硒也是不可缺少的营养物质。这是因为，男性体内的硒有 25% ~ 40% 集中在生殖系统，睾丸酮的生物合成以及精子的生成发育都需要硒。硒能有效防止精子中的蛋白质被氧化，增强精子活力和性机能，增加受孕概率。特别对有不同程度性功能衰退的男性而言，补硒能提高并改善性功能，改善阳痿、早泄、性功能低下等问题。

🧑 想好孕，提前补硒

硒可降低孕妇血压，消除水肿，改善血管症状，预防妊娠高血压综合征，抑制妇科肿瘤恶变，还能预防胎儿畸形。研究证实，孕妇血硒含量低于非孕女性，而且孕妇的血硒含量随孕期的推进逐渐降低。因此，建议女性在备孕时就应注意补硒。

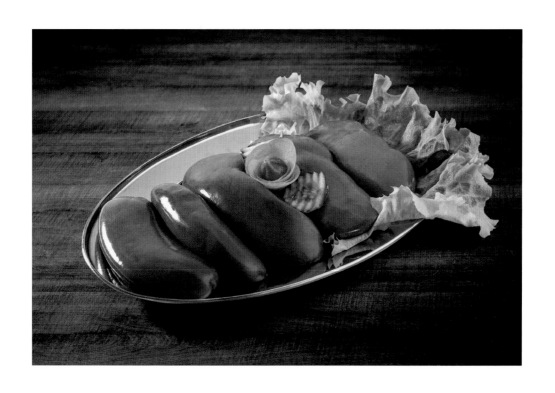

猪腰硒含量丰富，能帮助增强人体孕育功能，备孕夫妇可适量摄取。但动物内脏热量较高，食用要适量，避免长期大量摄取。

Tips

过量有风险，药补需谨慎

硒的需要量和中毒量之间比较接近，通过服用硒产品补硒可能存在过量的问题。过量摄取会引起硒中毒，表现为胃肠障碍、腹水、贫血、肝脏受损、毛发脱落、指甲及皮肤变形。正常人如摄入超过生理需要量 50 倍的硒就可能会中毒。因此，备孕夫妻最好通过饮食补硒，在饮食中增加瘦肉、动物肝脏、动物肾脏、鸡肉、虾、沙丁鱼、牡蛎、蘑菇、糙米、玉米、全麦食物等含硒食物。

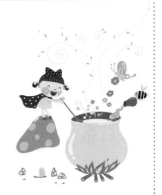

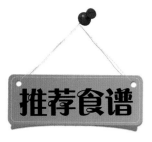

推荐食谱

蛤蜊虾仁豆腐汤

材料： 蛤蜊 100 克，豆腐一块，虾仁 50 克，生姜适量

调料： 盐适量

做法：

1. 将蛤蜊放入冷水中，水里加适量盐，以便将蛤蜊肚子里的沙泥吐净。

2. 豆腐切小块，生姜切丝。

3. 锅里加水，把蛤蜊、豆腐、生姜都入锅中，小火慢煮。

4. 煮到汤发白时，放入虾仁，约 10 分钟后加盐调味即可出锅。

美味提示：蛤蜊、虾仁等海产品中含有锌、硒等营养素，豆腐含有维生素 E，搭配烹调可促进生精、提高孕育功能，适合备孕夫妻食用。另外，这道汤中还含有大量的碘，可为怀孕后储备碘元素，以备胎宝宝脑发育之需。

铁——强大的造血功能

对于孕育而言，铁最突出之处就是其不可替代的造血功能。充足的铁可预防孕期发生缺铁性贫血，并维持胎儿正常生长发育。

补铁从孕前开始

铁是血色素的重要成分，其最主要的作用就是帮助造血，参与制造血红蛋白。人体内一旦缺铁，就容易引起缺铁性贫血。备孕女性如果患缺铁性贫血，就会严重影响受孕能力。另外，随着胎儿的生长发育，孕期所需的铁会更多，如果孕前已经存在缺铁性贫血，孕期如果仍不注意补充就会更为严重，会引起如头晕、乏力、心慌气短等问题，严重时还会导致胎儿发育迟缓、宫内窒息、出生时体重过低、早产、死产、出生后智力障碍等。铁在体内可储存 4 个月之久，一般建议在补铁 3 个月后开始准备怀孕。

科学补铁讲究多

铁本身不具有毒性，但过量摄取可能导致铁中毒。如果不是严重的缺铁性贫血，一般不建议服用铁补充剂。对于备孕人群而言，饮食补铁是比较安全的摄取方式，平时可吃些富含铁的食物，如瘦肉、动物肝脏、动物肾脏、动物血、蛋黄等。为了促进铁的吸收，同时也可吃些富含维生素 C 的食物，如柑橘类水果、西红柿等。

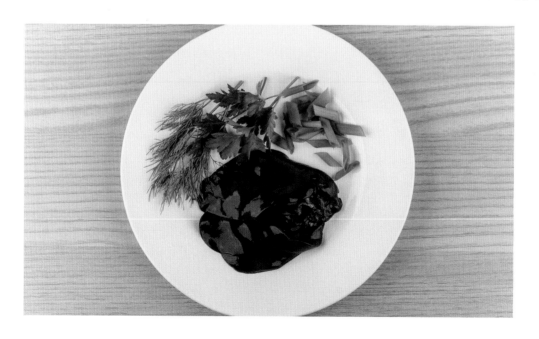

猪肝是优秀的补血食物，为防止孕期贫血，女性备孕时可适量摄取。

Tips

美味提示

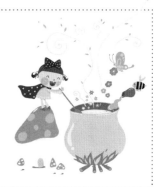

　　猪血是典型的补铁食物，可预防孕期缺铁性贫血。菇类含有微量元素硒。二者搭配，既补血又补硒。

　　牛肉含铁、锌等营养素，西红柿中的维生素 C 可促进铁吸收，从而起到补铁、补锌、防贫血的效果。

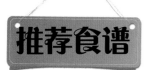

推荐食谱

西红柿炖牛肉

材料： 牛肉 500 克、西红柿 2 个，姜片、葱花各适量

调料： 油、盐、生抽各适量

做法：

1. 牛肉洗净，切大块；西红柿洗净，去蒂，切块。

2. 起锅热油，放入葱花、姜片爆锅，随后加入牛肉翻炒。

3. 边炒边加入生抽、盐，加水没过牛肉，烧沸后撇出浮沫，转小火，盖锅炖烂。

4. 肉煮烂后加入西红柿块，待西红柿熟透即可关火出锅。

鲜菇煲猪血

材料： 猪血 250 克，猪肉（瘦肉）50 克，平菇 100 克，鲜香菇 5 朵，姜 4 片，葱 1 根

调料： 盐适量，胡椒粉少许

做法：

1. 将猪血放入清水中浸泡 15 分钟，然后用清水洗净，切成块，冷水下锅，煮开后，撇去浮沫，将猪血捞出，放入凉水中浸泡。

2. 将鲜香菇、平菇洗净，去掉香菇蒂，切小块；葱洗净，切成葱花；猪肉（瘦肉）洗净，切丝。

3. 将泡凉的猪血捞出，切成小块，冷水入锅，放入姜片，煮开后放入香菇、平菇、瘦肉丝。

4. 待汤汁再次煮开后，且肉丝变色时，调入盐，撒入葱花、胡椒粉即可。

碘——鲜为人知的智力营养素

大多数人都知道,碘会影响人体甲状腺素的合成,但你可能不知道碘对妊娠也会有重要意义,尤其会影响到胎宝宝的智力发育。因此,碘甚至可以称得上是智力营养素。

碘对妊娠有影响吗

碘是合成人体甲状腺素的重要材料,充足的碘能促进甲状腺素的合成,甲状腺素会影响胎宝宝的大脑及神经系统发育,对胎宝宝头发、指甲、皮肤和牙齿等基础发育也有促进作用。备孕阶段以及孕期摄入适量的碘,可促进胎宝宝生长发育。

孕期缺碘必然会导致甲状腺激素合成减少以及甲状腺功能减退,尤其是胎宝宝大脑快速发育阶段,如果无法合成足量的甲状腺素,就会影响蛋白质的合成。缺乏蛋白质这些脑发育的基础物质,则会造成胎宝宝大脑皮质中主管语言、听觉和智力的部分不能得到完全分化和发育,严重缺碘时还会造成不可逆的、不同程度的智力损害,甚至会导致智力低下、呆小病等。目前,对于呆小病尚无有效的治疗方法,因此必须重视预防。另外,缺碘可造成流产、死胎、先天畸形,也会使新生儿死亡率升高。从优生角度出发,女性从备孕时就必须重视补碘。

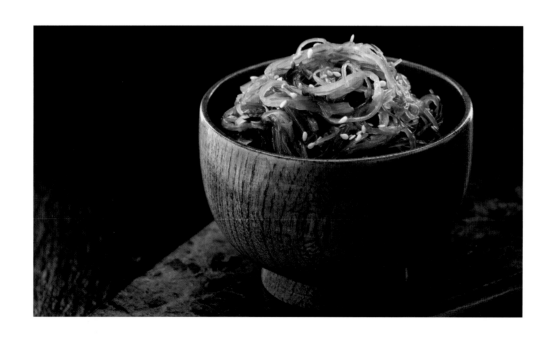

海带是经典的补碘食物。

碘究竟该怎么补

孕前饮食对预防胎儿出生缺陷率有很好的效果，准备怀孕的女性最好在孕前检测一下尿碘水平，以判断身体是否缺碘。为预防缺碘，应在饮食中适当增加富含碘的食物，如海带、紫菜、鱼、虾、贝类等，饮食用盐改为碘盐，以满足体内碘需求。如果存在缺碘，可遵医嘱服用碘补充剂。

通过饮食摄取天然碘一般不会过量，即使过量通常也不会引起中毒。但大剂量服用碘补充剂就存在过量风险，可能会引起碘中毒，出现皮肤病、恶心、呕吐、局部疼痛、咳嗽、昏迷等症状，甚至出现严重的血管神经水肿。因此，碘补充剂切不可随意服用，必须在医生指导下服用。

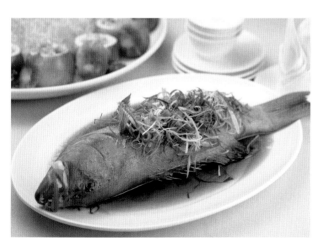

▲ 鱼类不仅是优质蛋白质的供给者，同时也是不错的补碘食物。

等怀孕再补就晚了

补碘并非什么时候都能对智力发育产生影响，只有在胎儿期和婴幼儿期补充足够的碘才能保证智力发育正常。研究表明，人类大脑发育90%是在胎儿期到幼儿期这段时间内完成的。这个时期，碘和甲状腺激素对脑细胞的发育和增殖具有决定性的作用，因此这时补碘最有效。由于我国是世界上碘缺乏病流行较严重的国家之一，因此一直强调孕前、孕期以及哺乳期都要重视补碘，尤其是孕前就要重视起来。

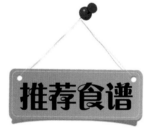

推荐食谱

香煎沙丁鱼

材料： 沙丁鱼10条，姜片和葱段各适量

调料： 盐适量，胡椒粉少许，料酒1大匙，橄榄油2大匙

做法：

1. 沙丁鱼用料酒、胡椒粉略搓洗，去腥，再用清水洗净，沥水，备用。

2. 将姜片和葱段放在鱼上，放入盐，稍放片刻。

3. 起锅热橄榄油，放入沙丁鱼煎至两面金黄即可。

维生素 E——名副其实的生育酚

维生素 E 又名生育酚，因医学上常用于治疗男女不孕症及先兆流产而得名。维生素 E 是脂溶性维生素，会储存在人体的脂肪内，一般不需要额外补充，因此并非所有育龄女性都需要补充维生素 E。但如果维生素 E 一旦缺乏，就会影响孕育。

维生素 E 的强大功效

◎维生素 E 可促进精子的生成，并增强其活力，备孕男性足量摄取可提高受孕率。

◎维生素 E 可促进腺垂体促性腺分泌细胞功能，增强卵巢功能，使卵泡数量增多，黄体细胞增大，增强孕酮的作用。

◎怀孕后，适量摄取维生素 E 还可促进胎儿发育，有效预防先兆流产、习惯性流产及早产，起到一定的保胎作用。孕妇体内一旦缺乏维生素 E 就容易引起胎动不安或流产后不易再受精怀孕；还会影响胎儿的大脑发育，造成脑功能障碍。

◎维生素 E 能有效预防轻度的妊娠高血压综合征。

◎在孕前及围产期持续摄取维生素 E，还能有效防止妊娠纹产生。

小心别超标

孕妇每天摄取维生素 E 的安全剂量为不超过 140 微克。不可过量摄取，否则可能会导致胎儿大脑发育异常。

这样补充更有效

通常，通过饮食摄取即可获得足够的维生素 E，比如葵花籽油、花生油、芝麻油、橄榄油、菜籽油、玉米油、全谷类食物、鸡蛋、黄豆、玉米、核桃等这些食物都含有丰富的维生素 E。对于明显缺乏维生素 E 的备孕女性，医生一般会建议服用维生素 E 补充剂来补充。

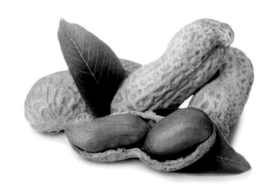

▲ 花生含有丰富的维生素 E，适量摄取可提高女性的生育能力。

Tips

美味提示

核桃仁含有丰富维生素 E，与姜、红枣等搭配，可补气养血、除寒暖宫，增强女性孕育能力。

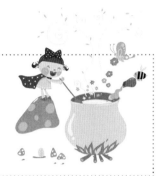

推荐食谱

姜枣核桃粥

材料： 糯米 200 克，核桃仁 100 克，红枣 10 个，姜适量

调料： 红糖 1 大匙

做法：

1. 红枣、核桃仁洗净；姜洗净，去皮，磨成姜汁备用。

2. 糯米洗净，放入锅中，加入 3 杯水煮开。

3. 将所有材料放入锅中煮半小时至软烂，再加入红糖调匀即可。

牡蛎海带豆腐汤

材料： 牡蛎 100 克，豆腐一块，葱花、姜片各适量，海带 50 克，白菜 50 克

调料： 盐、油适量，香油少许

做法：

1. 牡蛎肉洗净；豆腐切块；海带洗净，切块；白菜洗净，切块。

2. 起锅热油，放入葱、姜爆锅，放入牡蛎翻炒，放入豆腐、白菜，继续翻炒。

3. 加水煮沸，放入海带，小火慢炖 20 分钟，加盐调味，淋入香油即可出锅。

过来人的备孕私房菜，一般人我不告诉她

怀孕讲究天时、地利、人和，准备工作能想到的都做了，可是肚子里还是没有动静。别急，你可能还差一道菜。不就是营养食谱吗，能有多神奇？别小看这些食谱，都是过来人推荐的，虽然不能吃了马上就怀孕，但总是能增强孕育能力的。如果还没怀孕，不妨试着做来吃吃，也许会有惊喜呢！

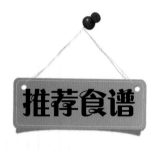

白菜山药鱿鱼汤

材料：鱿鱼板 300 克，山药 100 克，白菜适量

调料：柠檬汁 1 大匙，鱼露 1 大匙，酱油、盐各适量，高汤 8 杯

做法：

1. 将鱿鱼板洗净切长条，放入沸水锅中氽烫 1 分钟捞出。

2. 山药去皮、切块，放入清水中，加几滴柠檬汁浸泡。

3. 将白菜洗净，放入沸水中氽烫，捞出放凉切块，备用。

4. 锅置火上，倒入高汤，加山药及其他调料煮至熟烂后，下入鱿鱼煮熟，放入白菜略煮即可。

海带豆腐炖排骨

材料：排骨 500 克，豆腐 1 块，海带 100 克，姜末、葱花各适量

调料：盐、油适量

做法：

1. 将排骨放入沸水中氽烫去血水，捞出，洗净，备用。

2. 将海带用清水泡发，洗净，切成菱形片；豆腐切成大块，放入锅内煮沸，捞出过凉，切丁。

3. 锅内放油烧热，加入葱花、姜末煸香，放入排骨、豆腐丁、海带片，加水适量，烧沸，加入盐，改用小火炖烧，炖到海带、豆腐入味即成。

Tips

美味提示

　　鸡肉的优质蛋白质含量非常丰富，常被用来经期煲汤进补。黄豆中维生素E 含量较为可观，经常食用可调理女性内分泌机能，增强孕育能力。

　　备孕的营养原则主要是全面而均衡，这道莴笋墨鱼猪蹄汤营养丰富而全面、蛋白质、微量元素、各种维生素、膳食纤维等都包含在内。如果喜欢这道汤的口味，不妨经常煲来享用。

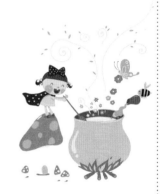

海带黄豆焖鸡块

材料： 鸡肉（约250克），黄豆50克，淡海带50克，姜、葱各适量

调料： 盐、油适量

做法：

1. 鸡肉洗净，切块，放入沸水中余烫，备用；姜切片；葱切段。

2. 将黄豆、淡海带加葱、姜煮熟，捞出，备用。

3. 锅内放油烧至八成热，放入鸡肉翻炒，加煮熟的黄豆、海带，再放入少量水，用小火焖熟，加盐调味，略收汁至浓即可。

莴笋墨鱼猪蹄汤

材料： 墨鱼干1个，猪蹄1个，莴笋50克，花豆20克，葱白、姜片各适量

调料： 盐适量

做法：

1. 墨鱼干去骨泡胀，切块；猪蹄洗净，切块；花豆洗净，泡涨；莴笋去皮，切滚刀块。

2. 墨鱼干、猪蹄块、花豆放入冷水锅中煮开，撇去浮沫，再转到高压锅内，放葱白、姜片，加盖压15分钟，放气揭盖。

3. 加入莴笋煮熟，拣去姜、葱不用，加盐调味，盛入碗内即可享用。

专题

"姨妈"风调雨顺，受孕才能一路坦途

说起"姨妈"，你被戳中痛点了吗？"姨妈"造访时，有些人肚子痛得死去活来；有些人的那几天飘忽不定，"姨妈"从来就没准时来过；甚至有人年纪轻轻就跟"姨妈"永远拜拜了。"姨妈"出现问题，统称为月经不调。那么，月经不调会不会影响怀孕呢？又该怎样通过饮食调理月经呢？请看下面的内容。

"姨妈"紊乱，会影响怀孕吗

怀孕是由精子和卵子共同决定的，在精子正常的情况下，只要有发育成熟的卵子排出，一般是可以怀孕的。因此，通常情况下单纯的月经周期不稳定不会影响怀孕。虽然这样的女性也可以排出卵子，但如果月经周期不稳定，就很难找准排卵期，这就给受孕造成了困难。另外，月经周期不稳定的女性，其卵子质量及周期不稳是否会对胎儿造成影响也存在不确定性因素，因此建议月经周期不稳定的女性调理好之后再选择怀孕。

小心这些情况导致不孕

对于月经失调的情况比较严重或者是月经失调诱发了其他一些并发症，那么就可能导致不孕。经期提前或推后、经期缩短或延长、经量过多或过少等症状都属于月经不调。如果月经不调是因为生殖问题、疾病因素等所引起，那么就有可能会影响怀孕。

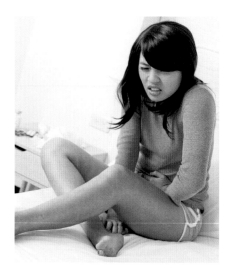

▲ 女性长期月经不调、痛经，都应引起重视，以防因一些并发症导致不孕。

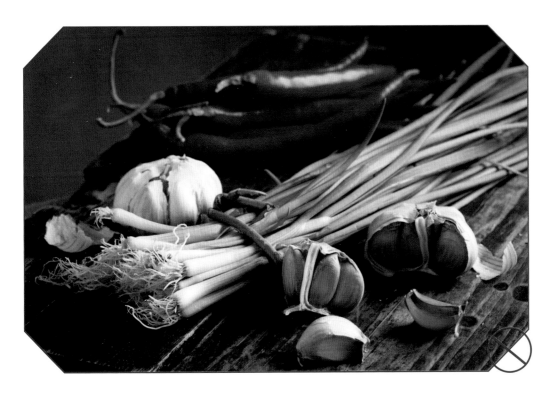

无论是哪种因素引起的月经不调，经期前后都要避免吃辛辣刺激食物。

◎痛经。如果存在子宫发育不良、子宫位置异常、子宫内膜异位、盆腔炎、子宫肌瘤等疾病，也可能导致不孕。表现为行经腹痛，尤其是原本无痛经病史者，在月经期间突然出现腹部剧烈疼痛。

经期如何正确饮食

如果是生殖系统异常或疾病因素引起的月经不调，一定要尽快就医治疗，待治愈后再准备怀孕。对于单纯的非上述因素引起的月经问题，可以通过饮食予以调理。

◎经期提前的女性应少吃辛辣燥热的食物，比如葱、姜、蒜、洋葱、韭菜、辣椒、羊肉等，多吃青菜。

◎经期延后的女性最好少吃生冷食物，适当进补，适量服用补血食物。

◎经前容易烦躁不安、便秘、腰痛的女性，可多摄取一些能促进肠蠕动及代谢的食物，如青菜、豆腐等。

◎行经期间，可适量增加高热量的食物，如动物肝脏、甜食等，避免油腻及生冷食物。

◎有些女性容易在经期结束后出现眩晕、贫血的情况，建议经后多吃些鱼、瘦肉等食物，以恢复体力。

CHAPTER

孕妈妈营养 大百科

YUNMAMA YINGYANG DABAIKE

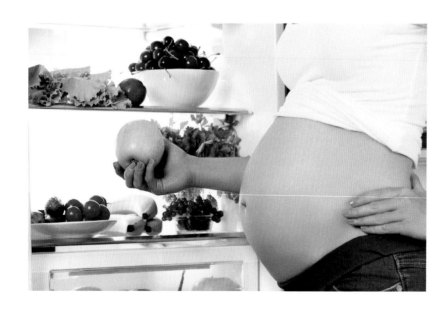

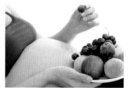

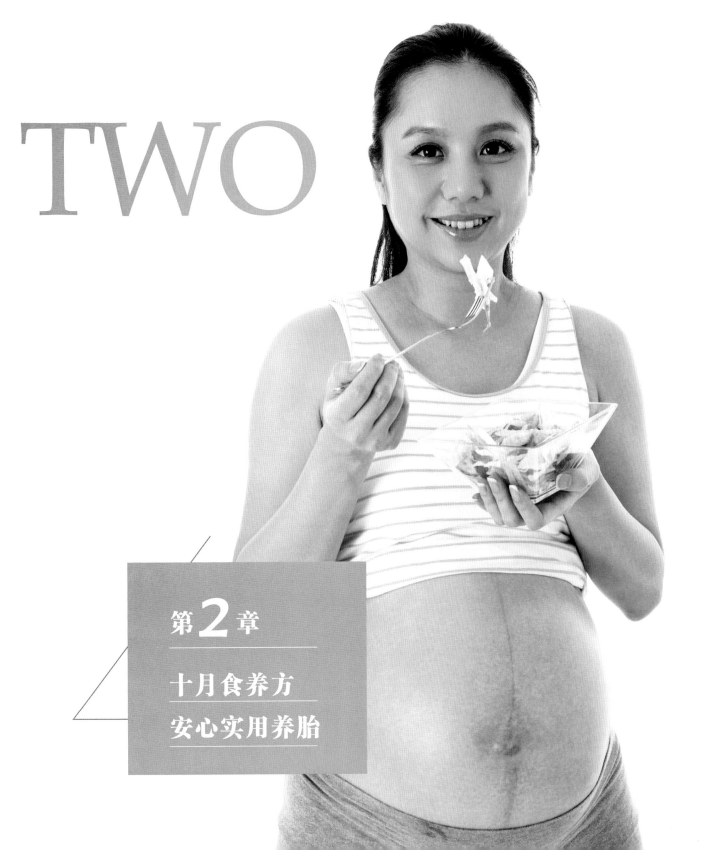

TWO

第2章

十月食养方

安心实用养胎

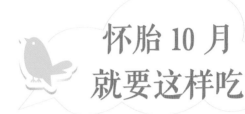

怀胎 10 月
就要这样吃

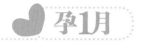

孕1月

不知不觉就怀孕了

临床上以末次月经第一天为妊娠的开始，整个孕期分为 10 个孕月，每个孕月以 28 天（标准月经周期）计算，每个孕月又包含 4 个孕周，共计 280 天。真正意义上的怀孕一般是在孕 3 周发生的。发现并确定已经怀孕，通常要等到月经推迟一周左右时（即怀孕满 5 周时）。因此，孕 1 月是临床上根据末次月经以及测孕结果反推出来的，孕妇不知道自己此时已经怀孕。

总体上，这个月延续并继续保持备孕期间的饮食习惯及进食种类即可。不过，一定不能因为一时嘴馋就吃一些不利胚胎发育的食物。另外，在饮食方面还要注意以下几点。

食物品种尽量丰富

从准备怀孕开始，大多数女性已经为孕期储备了丰富的营养，此时仍要继续重视饮食营养，食物品种尽量多样化，以保证营养全面、均衡。蛋白质、脂肪酸、各种维生素、矿物质、碳水化合物、水等几大类营养都应摄取到。蛋白质可以从肉类、奶制品、蛋、鱼、虾等食物中获得；脂肪酸可从坚果、海鱼中摄取；维生素则可以从玉米胚芽、瘦猪肉、猪肝、鸡蛋、蔬菜、水果等食物中获得；矿物质可以从肉类、奶制品、豆制品、海产品、芝麻、黑木耳、动物肝脏、花生、核桃等食物中获得；碳水化合物可从五谷杂粮、肉类等食物中获得。如果有条件，每天最好能吃不少于 25 种食物。

三餐都要按时吃

平时进餐不规律、不吃早餐的女性，要尽快改变这种不良的饮食习惯，每天坚持按时就餐，尤其应重视早餐，早餐的食物品种尽量丰富一些。还要合理安排三餐时间，理想的三餐时间安排为：早餐 7~8 点，午餐 12 点，晚餐 6~7 点。

Tips

美味提示

　　银鱼是钙、蛋白质的优质来源，黄豆芽中含有丰富的膳食纤维及多种维生素，非常符合孕早期对营养全面性的要求，而且脂肪含量低，即使多吃也不用担心长胖。

　　鸡肉能为孕期提供所需的蛋白质，玉米、彩椒是各种维生素和矿物质的优质来源，黑木耳含有膳食纤维。这几种食物搭配，能使孕妈妈摄取到多种营养物质，符合孕早期营养均衡的原则。

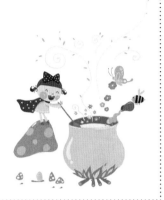

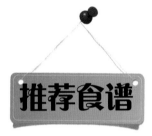

黄豆芽炒银鱼

材料： 银鱼 100 克，黄豆芽 200 克，豌豆 50 克，胡萝卜丝 50 克，葱花适量

调料： 盐、油适量，白糖、醋少许

做法：

1. 银鱼洗净，放入沸水中余烫，捞出沥干。

2. 豌豆洗净，放入锅中煮熟，备用。

3. 起锅热油，葱花爆香，放入黄豆芽、银鱼及胡萝卜丝翻炒，加盐、白糖，再加入煮熟的豌豆继续翻炒，最后烹入醋，炒匀即可出锅。

什锦炒鸡丝

材料： 鸡胸肉 300 克，玉米粒 200 克，彩椒 1 个，黑木耳 50 克，葱、姜各适量

调料： 盐 1 小勺，酱油少许，干淀粉、水淀粉、油各适量，白糖少许，高汤适量

做法：

1. 将彩椒洗净，切丝；黑木耳用清水泡发好，择洗干净，切丝，备用；葱切成葱花；姜去皮，切成姜末。

2. 鸡胸肉洗净，切丝，加干淀粉、少许酱油腌渍 10 分钟入味。

3. 炒锅倒油烧热，下鸡丝滑熟，盛出备用。

4. 锅中留底油，放入葱花、姜末炝锅，将玉米粒倒入锅中翻炒 2 ~ 3 分钟，加入高汤略煮。

5. 倒入炒好的鸡肉丝炒匀，放入彩椒丝、黑木耳丝，加入盐、白糖翻炒均匀，用水淀粉勾薄芡即可出锅。

孕2月

早孕反应怎么办

通常，多数女性是在这个月里发现自己怀孕的。伴随幸福而至的还有一些小麻烦，比如恶心、呕吐、疲劳、嗜睡等这些早孕反应。所以，这个月的饮食主题就是如何应对早孕反应。另外，胚胎的心脏、神经已经开始发育，容易因为致畸物质而受到损伤，因此孕妈妈一定不要摄取致畸饮食。

早孕反应来了吗

怀孕后，由于个体差异，出现早孕反应的时间因人而异。有些人可能在怀孕的第一个月里就出现了恶心、呕吐、食欲不振等比较常见的早孕反应，大多数孕妇会在孕2月逐渐出现早孕反应。此时，有些孕妈妈可能会偏食，比如嗜酸、嗜辣、偏爱单一的饮食品种，甚至因为严重呕吐拒绝饮食。很多孕妈妈担心早孕反应会影响胚胎的营养摄取。其实，

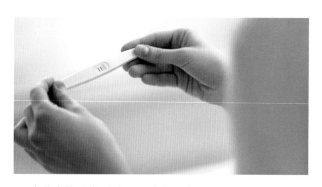

▲ 多数女性通常到孕2月时才会发现自己已经怀孕。

如果你在孕前身体状况和营养状况良好，那么胚胎可以从母体血液中优先获得自己所需的营养。而且此时胚胎所需营养素的量也较少，因此，完全没必要担心胚胎的发育受到影响。此时，孕妈妈要尽量保证营养的均衡摄取，防止偏食，但也不能勉强自己吃那些会加重恶心的食物。当早孕反应来临时，孕妈妈可吃些容易消化、清淡不油腻的食物以及符合自己口味的食物，多吃新鲜蔬菜和水果，适当加餐，坚持少食多餐的原则。

重视饮水

受早孕反应的影响，很多孕妈妈会发生频繁、严重的孕吐，从而导致体内水、钠、钾等营养素的大量流失，电解质也会紊乱。为防止脱水以及电解质平衡失调，孕妈妈要多饮水（以温开水为最佳），必要时尽快就医以便尽早控制症状。

Tips

美味提示

菠萝酸甜的味道有助于止呕，非常适合有早孕反应时食用；彩椒清新的味道能增进孕妈妈的食欲；鸡肉则能为胎宝宝发育提供优质蛋白质。这几种食物搭配既能增进食欲，又富含营养。

相对于肉类食物，蔬菜和坚果清淡得多，更适合孕早期恶心、呕吐时摄取。如果孕妈妈觉得此菜口感腻，烹调时可不用水淀粉勾芡。

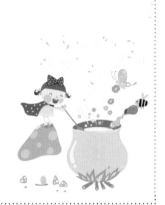

推荐食谱

菠萝鸡片

材料： 鸡胸肉 100 克，菠萝块 80 克，彩椒 50 克，鸡蛋 1 个

调料： 水淀粉、盐、油各适量

做法：

1. 将鸡胸肉洗净，切成片，加少许盐略腌制一下；鸡蛋去蛋黄，将蛋清打散，与鸡肉混匀，备用。

2. 彩椒洗净，切成块；菠萝块用盐水浸泡一下，备用。

3. 起锅热油，放入鸡肉片炒香，然后放入彩椒块、菠萝块，用水淀粉勾芡，翻炒均匀即可装盘用。

腰果香菇炒芥蓝

材料： 芥蓝 400 克，腰果 50 克，香菇 10 朵，红彩椒适量，蒜片各少许

调料： 盐 1 小匙，白糖、水淀粉、油各适量

做法：

1. 将芥蓝用清水冲洗干净，将柴硬的老茎折断不要；红彩椒洗净，切丝；香菇洗净，切块。

2. 锅中加入适量清水煮沸，分别将芥蓝、香菇放入沸水中分别余烫一下，捞出。

3. 起锅热油，将腰果煸熟，捞出沥油，备用。

4. 锅留底油，放入蒜片煸香，然后将其他所有材料倒入锅中翻炒，加入盐、白糖调味，用水淀粉勾芡，出锅即成。

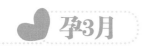

孕3月

严防死守饮食致畸

这个月，早孕反应进入"高峰期"，通常会在怀孕满3个月时有所缓解或消失，个别人的早孕反应会伴随整个孕期。到本月结束，孕期就正式从胚胎期进入了胎儿期，这也意味着孕早期即将结束。孕早期胚胎发育最不稳定，也最容易流产、致畸。因此，在这段时间，孕妈妈应注意合理饮食，避免发生便秘、腹泻等容易引起流产的病症，更不能进食致畸饮食。另外，这个月，胚胎发育迅速，需要的营养也增多了，孕妈妈要注意营养摄取，必要时在医生指导下额外补铁和钙。为防止神经管畸形，孕妈妈一定要坚持服用叶酸到本月结束。

担心致畸？远离弓形虫

弓形虫是众所周知的致畸物质。孕早期感染弓形虫，会导致胚胎发育畸形，严重者会导致流产、死胎。少数胚胎可能也会发育到正常降生，即便如此，降生后出现脑瘫、智力低下等后遗症的概率大大增加。

几乎所有哺乳动物以及禽类动物体内都可能感染弓形虫，如果孕妈妈吃了残留弓形虫的肉类食物，那么就有感染弓形虫的风险。预防畸形最有效的方式就是避免接触，注意饮食卫生，肉类食物做熟后再吃，避免生肉和熟食分开处理和盛放。

让人又爱又恨的盐

日常饮食不能缺了盐，可是盐多了又对健康不利。因此，掌握好摄盐量是关键，尤其是孕妇，更应重视限盐。这是因为，盐分摄取太多，就会增加患妊娠心脏病、肾脏疾病、妊高症、水肿等妊娠并发症的发病概率。建议孕妈妈每天摄盐不超过6克。

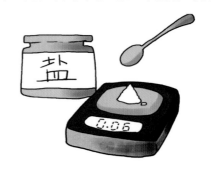

孕期每天不超过6克盐的标准。

Tips

该产检了

怀孕满3个月时，即孕12周前后，会迎来第一次产检，如果已经选好分娩的医院，此时要建立产检档案，简称建档。产检、分娩最好在同一家医院。此次产检需要空腹。就产检频率和检查内容而言，各地各医院会稍有差异。通常，怀孕满12周开始第一次产检；孕28周以前，每4周检查一次；孕29~36周，每2周检查一次；孕36周以后，每周检查一次。

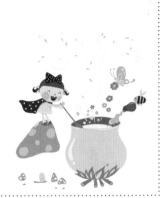

推荐食谱

胡萝卜芦笋炒肉丝

材料：猪瘦肉50克，芦笋150克，胡萝卜100克，葱花、蒜片各适量，生姜3片

调料：盐、植物油适量，醋少许

做法：

1. 将芦笋洗净，切片；胡萝卜洗净，切丝，备用；猪瘦肉洗净，切丝，备用。

2. 炒锅置火上，加入植物油烧至七成热时，投入葱花、蒜片、生姜片等煸炒至香，放入猪肉丝炒熟。

3. 再放入切好的芦笋片、胡萝卜丝，翻炒至熟，放入盐、醋等调味即可。

什锦蔬菜炒饭

材料：青豆、玉米粒、胡萝卜丁、虾仁各适量，鸡蛋1个，米饭1碗

调料：盐少许、油适量

做法：

1. 青豆、玉米粒、胡萝丁洗净，分别放入沸水中余烫，捞出沥干。

2. 虾仁洗净，放入沸水中余烫至熟，捞出备用；鸡蛋打散。

3. 起锅热油，倒入蛋液炒至七成熟，放入青豆、玉米粒、胡萝卜丁、虾仁略炒，加入米饭快速翻炒至饭粒呈松散状，加盐调味即可盛出。

孕4月

吃对营养，孩子更聪明

进入孕4月，幸福的孕中期到来了，早孕反应大多已经消失，孕妈妈食欲逐渐增强。此时，胎儿发育也进入了一个新的阶段，大脑、生殖系统都开始发育，孕妈妈可趁食欲不错时增加利于大脑发育的食物，以及对生殖系统有益的含锌食物。但是，随着食欲的好转，孕妈妈进食量也会增加，腹部、臀部和其他部位会堆积脂肪，这时就要注意管理好体重，避免孕期体重增加过多、过快而影响健康。

脑发育期怎么吃

专家认为，人的大脑发育一般会经历两次高峰期，第一次在怀孕10～18周时，第二次是在宝宝出生以后。孕10～18周时，胎宝宝的脑细胞迅速生长，通常到第23周胎宝宝大脑皮质的六层细胞结构就会发育定型。第一次高峰期，脑细胞的数目、体积和突起的生长情况对孩子日后的智力发育影响很大。胎儿脑细胞的发育情况与孕妈妈的营养摄取有直接联系。所以，在此期间，孕妈妈要多摄取含有蛋白质、不饱和脂肪酸等益智成分的食物，尤其是优质蛋白质，它是胎宝宝大脑生长发育的物质基础。建议孕妈妈平时多摄取牛奶、鱼类、豆类富含蛋白质的饮食，同时也经常吃如核桃、松子、葵花子、杏仁、榛子等富含不饱和脂肪酸的食物。

你需要补品吗

胎宝宝对营养需求量大，孕妈妈吃点补品会不会更高效呢？专家认为，孕期女性不能随意进补，尤其是人参、鹿茸、蜂王浆、洋参丸、参茸丸等补品。否则不但达不到进补效果，反而可能会因为补品的副作用而产生不适。如果孕妈妈确实缺乏某些营养，可在医生指导下科学合理地加以补充，切勿私自服用补品。

▲ 核桃、松子等坚果不饱和脂肪酸含量丰富，适量摄取对胎宝宝脑发育有益。

Tips

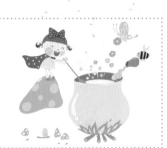

该产检了

在孕 16 周前后，通常要进行第二次产检，此次产检通常会进行唐氏症筛查，需要空腹采血，孕妈妈注意产检前应禁食水。

推荐食谱

烧带鱼

材料： 带鱼 400 克，葱、姜、蒜各适量

调料： 盐、油适量，料酒、生抽各少许

做法：

1. 带鱼洗净，去内脏，切段，控干水分。

2. 葱切成葱花，姜切成片，蒜切片。

3. 起锅热油，放入带鱼段煎一下，至成形后取出放入盘中，备用。

4. 另起锅热油，放入姜片、蒜片、葱花爆香，放入带鱼，加料酒烹一下，加入生抽、适量清水，加盐，煮熟即可。

核桃仁炒鸡丁

材料： 鸡 1 只，鸡蛋 2 个，核桃仁 150 克，姜 2 片，葱 1 根

调料： 白糖、油适量，淀粉 25 克，鸡汤 100 毫升，香油 20 毫升，盐少许

做法：

1. 鸡洗净，去骨，切丁；将鸡蛋的蛋清和蛋黄分离，取蛋清与鸡丁、少许盐和淀粉混合，抓匀。

2. 核桃仁用开水浸泡，去皮；葱切段。

3. 起锅热油，把核桃仁下入油锅炒至酥透，捞出控油。

4. 另起锅热油，再下入浆好的鸡丁滑熟，捞出沥油。

5. 锅内留油，煸炒姜片，倒入滑熟的鸡丁，放入白糖、鸡汤、香油以及剩余的淀粉和盐，再下入炸核桃仁、葱段翻炒，装盘即成。

孕5月

随着发育加强营养

从孕 5 个月开始，胎宝宝的消化器官、神经系统以及骨骼系统进入了生长发育的关键阶段，必须保证营养供给充足。这个月，胎宝宝开始形成骨骼、牙齿、五官和四肢，大脑也处在快速发育阶段。在营养方面，除了要保证蛋白质、维生素、碳水化合物、矿物质的基本供给外，还要特别注意补充含钙食物。

是时候补钙了

胎儿牙齿和骨骼的发育需要大量的钙，其发育所需的钙质只能通过胎盘从母体获得。因此，孕妈妈必须及时补充钙质。孕妈妈每天应摄取 1 200 毫克左右的钙质。最佳方式是通过饮食来补充，多吃含钙较多且易吸收的食物，如小鱼、虾皮、牛奶、奶制品、芝麻酱、鸡蛋等。同时还要多晒太阳，以促进钙的吸收。如果缺钙比较严重，可在医生指导下服用钙补充剂来纠正。

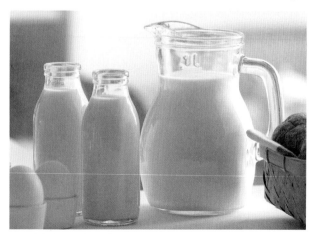

▲ 孕妈妈经常喝牛奶，能为胎儿发育供给钙质，可促进胎儿骨骼发育。

孕期如何正确吃水果

如何正确吃水果？听起来多好笑的一个话题呀！事实上，你吃水果的方式真的不一定正确。营养专家建议孕妈妈最好在饭前 1 小时或饭后 2 小时吃水果，一定不要饭后马上吃水果。这是因为，水果中含有大量的单糖类物质，这类物质容易被小肠吸收。饭后吃的水果长时间积在胃里，在胃液的作用下会发生腐败而形成胀气，导致胃部不适。

Tips

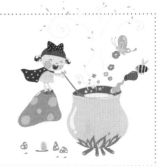

该产检了

一般在孕 20 周左右孕妈妈会进行第三次产检，此次产检的项目主要包括血常规、尿常规、血压、体重、胎心和宫高，同时预约超声检查。本次产检如没有特别的项目，不必空腹。

推荐食谱

虾皮海带冬瓜汤

材料： 虾皮 40 克，淡海带 25 克，冬瓜 500 克，秀珍菇适量，葱、姜各适量

调料： 盐适量

做法：

1. 淡海带洗净，切块；冬瓜去皮，洗净，切块；秀珍菇洗净，摘净；葱切段；姜切片。

2. 汤锅内放入适量清水，将虾皮、淡海带、秀珍菇、葱段、姜片一同放入锅中，大火烧开后，改小火慢煮，30 分钟后，放入冬瓜，加盐调味，继续煲煮直至冬瓜熟透即可。

黄瓜鸡丁

材料： 鸡肉 250 克，黄瓜 100 克，鸡蛋 1 个，彩椒 1 个

调料： 水淀粉、油适量，白糖、盐、香油各 1 小匙

做法：

1. 鸡肉放入清水中浸泡一下，以去除血水和腥味，捞出洗净，切丁，加鸡蛋和水淀粉抓匀腌渍片刻。

2. 黄瓜和彩椒分别洗净，切块，备用。

3. 起锅热油，将黄瓜和彩椒稍微煸炒一下后捞出，下鸡丁滑油片刻盛出。

4. 炒锅中下少许油，将鸡丁和黄瓜加白糖、盐一起快速翻炒，最后下彩椒再炒一下，用水淀粉勾芡，收汁淋香油即可盛出。

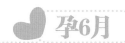

孕6月

少食多餐更健康

孕6月，胎宝宝生长较快，饮食应富含蛋白质、矿物质和维生素，尤其是对B族维生素的需要量增加。此时，还应强调铁的摄入量，不仅可以满足孕妈妈的自身需要、防治缺铁性贫血，而且还能将部分铁贮藏在组织中，以备胎宝宝发育需要时摄取。这个月，还应继续控制盐分的摄取，以防水肿和血压升高。

一日三餐调整为少食多餐

虽然一直强调孕期要少食多餐，但并不是那么容易实现的。但是到了这个月，孕妈妈的子宫增大，已经对胃部产生压迫，导致胃容量受到限制，如果还是一日三餐，很容易使胃部饱胀、不适。因此，建议孕妈妈调整三餐为少食多餐。定好食物的摄入量，每天分几次摄入，每次可以少吃一点。在餐次的设置上，可以在早餐、午餐之后的两个小时分别加一次餐，不过还是要尽量保证早、中、晚餐的质量，以免影响胎宝宝发育。

鱼肝油安全吗

鱼肝油的主要成分是维生素A，同时也含有一定量的维生素D。有些孕妈妈在补钙时担心钙吸收不好，想增加维生素D来促进钙吸收，于是自行去药店购买鱼肝油服用。那么，孕妈妈自行服用鱼肝油安全呢？专家认为，孕妇自行盲目大量服用鱼肝油对自身和胎儿健康并不利。这是因为，长期大量服用鱼肝油可能会引起孕妈妈食欲减退、血中凝血酶原不足、维生素C代谢障碍、皮肤瘙痒、毛发脱落等问题。鱼肝油服用过量还会导致胎宝宝的牙滤泡发育异常。因此，孕妈妈不可随意服用鱼肝油。孕期任何营养强化剂，都应该在医生指导下服用，自行购买服用不可取。

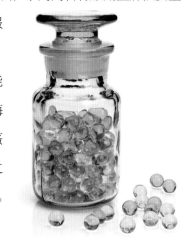

▲ 孕期不能自行服用鱼肝油，服用前应先咨询医生。

Tips

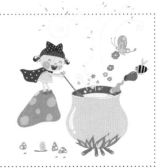

该产检了

　　第 4 次产检多在 24 周左右进行，除了常规体检、血常规、尿常规胎心监测外，此次最重要的项目就是糖尿病筛查，主要检查孕期糖代谢是否存在异常。此次产检需空腹。产检前，一周内避免高糖饮食。

推荐食谱

三丝炒蛋

材料： 鸡蛋 4 个，瘦肉丝 75 克，黑木耳、冬笋丝各适量，葱花、姜末各少许

调料： 水淀粉 3 小匙，盐、油适量，鸡汤、熟猪油少许

做法：

1. 鸡蛋打入碗内，加少许盐搅匀；黑木耳洗净切成丝；瘦肉丝用盐、水淀粉上浆。

2. 起锅热油，烧至五成热，将瘦肉丝下油锅划散，倒出沥油。

3. 锅留底油，倒入鸡蛋，拨炒至木须花状出锅备用。

4. 另起锅热油，烧热时投入葱花、姜末、黑木耳丝、冬笋丝煸炒，加盐、鸡汤、淋适量水淀粉勾芡。倒入鸡蛋、肉丝，淋熟猪油少许，颠翻几次出锅装盘即成。

猪肚爆鸡胗

材料： 净猪肚头、鸡胗各 150 克，水发玉兰片、豌豆尖各 40 克，姜、蒜片、葱白各适量

调料： 盐、料酒、水淀粉各适量，胡椒粉、香油各少许

做法：

1. 净猪肚头去油筋，划十字刀纹约 2/3 深，再切成菱形块；鸡胗去底板和边筋，每个平破成 4 块后划十字花纹约 2/3 深。

2. 猪肚和鸡胗用盐、料酒、水淀粉拌匀备用；葱白切段；水发玉兰片切薄片。

3. 起锅热油，烧至七成热，下猪肚头、鸡胗，爆散后，加入姜片、蒜片、葱白段、玉兰片、豌豆尖炒匀。

4. 将胡椒粉、水淀粉、适量水调成汁放入锅中收汁，加香油炒匀，起锅盛盘即可。

孕7月

营养适量别贪嘴

进入孕 7 月，孕妈妈还能享受孕中期的最后一段美好时光。此时，多数孕妈妈食欲很好，吃得多，体重也容易飙升，如果控制不好就容易超重。在饮食上，还是应注意均衡饮食，同时减少高脂肪、高热量食品的摄取，适量增加富含维生素的食物。另外，仍要延续之前的好习惯继续限盐，水肿明显者摄盐量应控制在 2 ~ 4 克。

高脂肪食物适量就好

这个月，由于胎宝宝发育速度加快，除了蛋白质、维生素、矿物质等营养素外，对脂质及必需脂肪酸的需要量也增加了。脂类是孕期必须摄取的营养物质，尤其是脂肪酸，它是形成细胞膜不可缺少的材料。一般认为，孕妈妈每天应从食用油、肉类、鱼等食物中摄取脂肪酸，以满足胎儿发育需求。但这并不意味着脂肪摄入越多越好。有报道指出，女性怀孕期间摄取过多的高脂肪食物（尤其是动物性脂肪）会增加孩子日后患病的危险，还不利于胎宝宝下丘脑腺体的正常发育。建议尽量减少动物性脂肪的摄取，多用植物油烹调菜肴，还可吃些花生、核桃、葵花子、芝麻等油脂含量较高的食物。

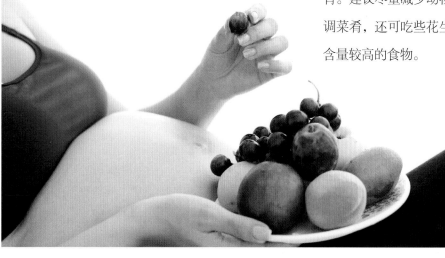

孕期吃零食要选择营养、健康的，坚果、水果是首选。

Tips

该产检了

在孕28周前后，会迎来第5次产检。此次产检除了常规检查、血常规、尿常规、胎心监测外，没有特别的检查项目。不需空腹。

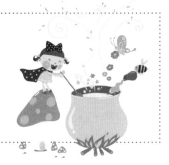

推荐食谱

春笋炒肉片

材料： 猪里脊肉 300 克，春笋 200 克，姜片、葱末、蒜泥各适量

调料： 水淀粉、盐、醋、油各适量

做法：

1. 将猪里脊肉洗净，切成薄片，用水淀粉调匀；春笋洗净，理好，切成薄片，备用。

2. 起锅热油，烧至四成热时，将猪里脊肉片放入锅内滑油至熟捞出。

3. 锅留底油，下姜片、春笋炒香，倒入滑好的肉片，加入醋、盐炒匀，用水淀粉勾芡，下葱末、蒜泥拌匀即可。

海带排骨鲜藕汤

材料： 排骨 200 克，莲藕、淡海带各 100 克，姜片、葱白段、葱花各少许

调料： 盐、料酒、油、香油适量

做法：

1. 排骨洗净，放入沸水中氽烫去除血水，捞出沥干水分；莲藕洗净，削去外皮，切滚刀块；淡海带洗净切块。

2. 起锅热油，加入姜片、排骨煸炒至白色，烹料酒，加清水用大火煮开，撇去泡沫，倒入高压锅内，放入葱白段，加盖压 6 分钟，关火放气。

3. 拣去姜、葱不用，放入藕块、海带用中火炖至藕熟、排骨离骨，加入盐调味，撒葱花、滴香油即可。

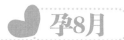

孕8月

无需特别进补

从孕 8 月起，就进入了孕晚期。最后 3 个月是胎宝宝生长最快的阶段，饮食要保证质量、品种齐全，但无需大量进补，以免孕妇过度肥胖以及胎儿过大影响分娩。可适当增加蛋白质、矿物质、维生素和必需脂肪酸的摄入量，尤其应适当增加钙的摄入，限制碳水化合物和脂肪的摄取，减少米、面等主食的量，少吃高糖分水果。此时，子宫持续增大，顶住胃部，很多孕妈妈食欲因胃部不适也有所下降，建议饮食尽量清淡，以量少、丰富、多样为主，需要时每天的用餐次数可增加至 7 ~ 8 次。

合理安排饮食

孕晚期，孕妈妈既要满足胎宝宝的营养需求，又要防止体重增长过快。这个月，胎宝宝的大脑、骨架、筋脉以及肌肉都已基本发育成型，各个器官发育成熟，皮下脂肪仍在增多，如果饮食控制不好，就容易导致胎儿过大，造成难产。建议选择体积小、营养密度高的食物，如瘦肉、鱼、虾等，少吃土豆、红薯、莲藕等体积大、淀粉含量高的食物，避免吃甜食、油炸食品以及肥肉。

注重饮食防便秘

随着胎宝宝的增大，子宫对胃肠道的压迫日益严重，胃肠功能自然降低。肠道蠕动减弱，食物残渣停留在肠道中停留时间延长，久而久之就会诱发便秘。便秘危害孕妈妈健康，还可能诱发早产。建议孕妈妈多喝水，多吃青菜、糙米、燕麦等富含膳食纤维的食物。

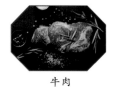	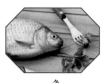	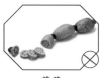		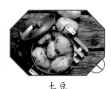	
牛肉	虾	鱼	莲藕	红薯	土豆

▲ 牛肉、虾、鱼等食物营养密度高、体积小，不容易产生饱腹感，在有限的胃容量下，能为人体供给更丰富的营养物质。相反，莲藕、红薯、土豆等食物，淀粉含量高，相同的体积为人体供给的营养物质相对较少，进入孕晚期后不建议多吃。

Tips

该产检了

本月要进行两次产检，平均两周一次。前一次产检在孕 30 周前后，后一次产检在孕 32 周前后。这两次产检主要是常规体检、胎心监测以及血、尿的常规检查，可能还会有骨盆检查。除此之外，没有特别的项目。两次产检均不需空腹。

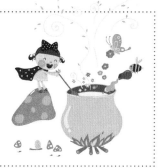

推荐食谱

木瓜炒鸡丁

材料：鸡胸肉 300 克，青木瓜 100 克，青椒 1 个，姜片 1 大匙，葱少许

调料：水淀粉 1 大匙，酱油 3 小匙，料酒、盐、油各适量

做法：

1. 鸡胸肉剁成方丁，加入盐、适量水淀粉上浆；青木瓜、青椒切丁；葱斜刀切小节。

2. 起锅热油，烧至四成热，倒入鸡丁、木瓜划熟，沥油。

3. 锅留底油，油热时下葱、姜、青椒，炒出香味，倒入鸡丁和木瓜丁拌炒，下酱油、料酒、水淀粉，颠锅数次，淋明油推匀，起锅装盘。

水果炒虾

材料：鲜虾 300 克，西瓜、梨、橙子、火龙果、黄瓜各 50 克，蛋清 1 个

调料：盐 1 小匙，料酒 1 大匙，白糖 1 大匙，水淀粉、油适量

做法：

1. 鲜虾挑去虾线，去头，去皮，剥出虾仁，洗净，加蛋清、盐、料酒腌制入味；西瓜去子，与火龙果、黄瓜、梨、橙子均去皮，切块。

2. 油锅烧热，放入虾滑熟后捞出控净油。

3. 锅留底油，放入虾爆炒，加白糖炒匀后用水淀粉勾薄芡，放入所有水果炒匀，即可。

孕9月

体重管理、营养摄取两不误

从这个月开始，孕妈妈就要开始为分娩做准备了，在饮食营养上，既要保证胎儿的营养需求，又要为自身储备能量。这个月，仍要重视铁和钙的摄取。另外，子宫压迫肠胃的情况越来越严重，便秘也会随之加重，建议吃些粗纤维的食物，如青菜、全麦食品等，还要保证饮水充足。但由于孕妈妈的胃部容纳食物的空间不多，因此不要一次性地大量饮水，以免影响进餐。餐次的安排应继续采取少食多餐的方式。

管理体重 ≠ 盲目节食

孕晚期，为了分娩顺利，医生一般会建议孕妈妈管理体重，防止胎儿长得过大。但注意，管理体重并不等于就要减少进食量，更不能盲目节食。科学健康地管理体重完全可以通过调整饮食结构和种类来实现。盲目节食很难保证胎宝宝的营养供给，还会危害自身健康。建议孕妈妈在坚持三低饮食原则的同时，尽量摄取营养价值高的食物，保证蛋白质、不饱和脂肪酸等关键营养素的摄取。

健康饮食要"三低"

"三低"是指饮食要做到低油、低盐、低糖。盐分、糖分摄取过多，会影响血压、血糖，可能会诱发妊娠

高血压、妊娠糖尿病；油脂摄入过多则会导致肥胖问题，不利于分娩。越到孕晚期越应控制油脂、盐分和糖分的摄取。如果是在家烹饪菜肴，家人要有意识地少放油、盐、糖；如果是到外面的餐厅就餐，不妨嘱咐厨师烹调时少放这些调味品。

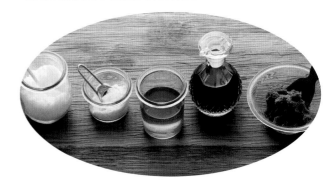

▲ 孕晚期，应严格控制油脂、盐分以及糖分的摄取，烹饪菜肴时油、盐、糖、酱油等各种调料都应少放。

Tips

该产检了

孕 9 月仍要进行两次产检。孕 34 周前后进行一次产检，此次主要是常规体检、血常规、尿常规以及胎心监测等，无需空腹。孕 36 周前后还会进行一次产检，这次产检除了常规项目外，可能还有肝功及肾功能检查、凝血四项、HIV 检测等，此次产检需空腹采血。

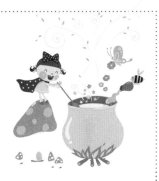

推荐食谱

虾皮烧油菜

材料： 油菜 150 克，虾皮、葱花各适量

调料： 盐、料酒、水淀粉、香油、油各适量

做法：

1. 油菜去根，洗净，放入沸水中快速余烫，捞出，过凉，切成 5 厘米长的段。

2. 虾皮用水淘洗干净，加适量沸水浸泡至胀透，备用。

3. 油锅烧热，放入葱花、虾皮煸炒片刻，倒入油菜煸炒，加料酒、盐及泡虾皮的水，稍煮一会儿，用水淀粉勾薄芡，淋香油、撒上葱花，出锅装盘即可。

杂粮粥

材料： 糙米、小米、燕麦、黑糯米、荞麦各 50 克，枸杞子适量

调料： 白糖少许

做法：

1. 将糙米、小米、燕麦、黑糯米、荞麦分别洗净，糙米、小米、燕麦浸泡 30 分钟，黑糯米浸泡 2 小时，荞麦浸泡 4 小时。

2. 将所有材料放入锅中，加适量水，用大火煮开后，改小火煮至松软，加入枸杞子。

3. 食用时根据个人口味加入适量白糖调味。

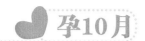 **孕10月**

为分娩而准备

进入了孕期的最后一个月，尤其是到了最后两周，你可能已经无心考虑怎么吃了，对分娩的焦虑和恐惧感越来越严重。对此，最好多了解分娩知识，同时自己放宽心。不过，对于焦虑和恐惧，饮食多少也能缓解一些。另外，再提醒孕妈妈一点，即使心里再紧张、再恐惧，也应正常饮食，为分娩储备足够的能量。

焦虑时吃点啥

研究发现，B 族维生素是构成脑神经传导物质的必需物质，能维持神经系统的健康，并能减少情绪的波动，缓解紧张的情绪。鸡蛋、深绿色蔬菜、牛奶、肉类、谷类、芝麻等都可以适量食用。另外，一些深海鱼类中含有大量的 ω-3 脂肪酸，也有缓解紧张情绪、减轻焦虑的作用。

临近分娩怎么吃

临近分娩，不仅需要增加热量的供给，还应注意优质蛋白质、铁、钙和维生素等营养素的均衡补充。越接近预产期，就越应多吃些富含铁质的食物。另外，最好适当补锌，以利于顺产。

如果已经进入了分娩阵痛阶段，孕妈妈要掌握在宫缩间歇期进食的方法。饮食以富含糖分、蛋白质、维生素并且易消化为主。也可根据自己的喜好，选择肉粥、蛋糕、面汤、水果、果汁、藕粉、牛奶等多种食物。

巧克力——助产大力士

巧克力因为含有咖啡因，热量也高，备孕阶段及整个孕期都禁食，但到了分娩前，反而可以吃一些了。这是因为，巧克力是高能量食物，能在很短时间内被人体吸收和利用，其被消化和吸收的速度是鸡蛋的5倍，食用后能迅速产生大量热能，供人体消耗。很多营养专家认为巧克力可以充当"助产大力士"，被誉为产妇最佳的"分娩食品"。

Tips

该产检了

正常情况下，孕 37、38、39、40 周每周都应进行一次产检，但具体产检次数与分娩日期有关。如果提前分娩，产检次数就会相应减少，如果分娩延期，产检次数还会相应增加。每次产检如果涉及空腹采血的项目，就要提前禁食水，具体情况以医嘱为准。

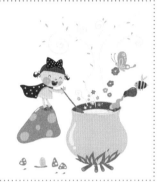

推荐食谱

紫菜银鱼干贝粥

材料：大米 50 克，紫菜 10 克，银鱼 20 克，干贝 10 克，姜片适量

调料：盐适量

做法：

1. 大米洗净，放入锅中，加适量水煮成白粥。

2. 银鱼洗净，沥干；干贝用沸水浸泡至软，用手拨至散开；紫菜洗净，撕碎，沥干。

3. 在煮好的白粥中先加干贝煮约 20 分钟，再加入紫菜、银鱼、姜片煮 5 分钟，最后加入盐调味即可食用。

材料：大米 50 克，糯米 30 克，香蕉 1 根，葡萄干 20 克，枸杞子、花生各适量

调料：白糖适量

做法：

1. 大米、糯米洗净后，用清水浸泡 1 小时；香蕉剥皮，切成丁；葡萄干洗净。

2. 将锅置火上，放入清水、大米、糯米，大火煮开后，转小火熬煮 1 小时左右。

3. 将葡萄干、花生、白糖放入粥中，熬煮 20 分钟后加入香蕉丁、枸杞子即可。

专题

吃对了，怀孕照样可以美美哒

怀孕了，脸也干了，皮肤也粗糙了，脸上长斑，身上长纹……这到底是怎么回事？别慌，这都是妊娠引起的正常现象。怀孕后，女性体内的激素水平发生变化，黑色素沉淀增加，局部皮肤的肌纤维断裂，因此更容易出现妊娠斑、妊娠纹。那么，对于妊娠斑、妊娠纹这两种孕期最常见的皮肤问题，又该如何通过吃来解决呢？

6 种食物，助你吃掉妊娠斑

怀孕期间，人体组织细胞间的微循环受阻，细胞溶解死亡，导致黑色素增多、沉着，从而形成妊娠斑。由于面部表皮层最薄，毛细血管最丰富，因此也最易出现妊娠斑。通常，妊娠斑在产后一年左右会逐渐消退，但也有持续存在的情况。除了日常做好防晒，通过适当的饮食调节也能抑制妊娠斑的形成，以下 6 种食物具有预防妊娠斑的作用。

柠檬

柠檬的维生素 C 含量非常丰富，同时还含有枸橼酸等防止黑色素沉着成分，具有良好的抗氧化、抗斑作用。建议孕妈妈每天用一片柠檬泡水喝。

猕猴桃

猕猴桃中的维生素 C 能有效抑制皮肤内的多巴醌被氧化，使皮肤中深色氧化型色素转化为还原型浅色素，干扰黑色素沉淀，防止妊娠斑形成。

西红柿

西红柿中的维生素、番茄红素都是抑制黑色素形成的有效成分。有实验证明，经常吃西红柿有减少黑色素形成、淡化妊娠斑的效果。

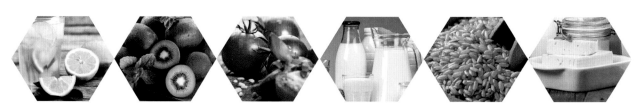

牛奶

牛奶中丰富的维生素 E 有改善皮肤细胞活性、促进皮肤新陈代谢的功效，喝牛奶能起到嫩肤、抗斑的效果。

未经精加工的谷类食物

糙米、燕麦等未经过精加工的谷类食物中保留了大量的维生素 E，能有效抑制过氧化脂质的产生，起到干扰黑色素沉淀的作用，适量食用可预防妊娠斑。

大豆及其制品

大豆这类食物中含有大豆异黄酮和维生素 E，二者均是优异的抗氧化剂，可破坏自由基的化学活性，防止色素沉着于皮肤表层，抑制妊娠斑产生。

妊娠纹，预防为主

怀孕后，女性体内的激素分泌变得紊乱，皮肤的胶原纤维变得十分脆弱，当子宫膨胀超过腹部皮肤的伸张度时，就会导致皮下纤维组织及胶原蛋白纤维出现断裂，孕妈妈的下腹部、大腿、臀部或胸部会出现紫色或粉红色的呈平行状或放射状的扩张性条纹，这就是妊娠纹。妊娠纹与体质也有一定的关系，严重程度因人而异。孕期体重增加过快是导致妊娠纹的重要因素。妊娠纹是一种不可逆的皮肤损伤，因此预防是关键。孕期饮食直接影响体重增加和子宫膨胀速度，

合理的饮食就能在一定程度上预防妊娠纹的产生。

◎控制每餐的饮食量，避免过饱，以防体重增加太快引起妊娠纹。

◎保证饮水充足，避免皮肤因缺水而变得脆弱而出现妊娠纹。

◎适当摄取富含蛋白质，尤其是胶原蛋白的食物，以增加皮肤真皮层的延展性，防止皮肤干瘪起皱，增强皮肤的弹性和韧性，预防妊娠纹。蹄筋、三文鱼、牛奶及奶制品等都是不错的食物。

◎多吃红豆、冬瓜、鲤鱼等利水消肿的食物，以增加皮肤弹性，在一定程度上预防妊娠纹。

◎多吃富含维生素 C 的食物，如柑橘类水果、猕猴桃、草莓、绿叶蔬菜等，可保持皮肤活力，防止妊娠纹处出现色素堆积的现象。

◎少吃甜食，少吃色素含量高的食物，避免食用油炸食品，以防进一步加重对皮肤的损伤。

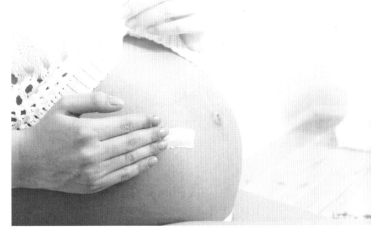

西红柿——孕期护肤就靠它

对于孕妈妈来说，西红柿最优异的功能莫过于其美肤功效，经常食用可帮助预防妊娠斑的产生。除此之外，西红柿的其他保健功效，对孕期同样有益。

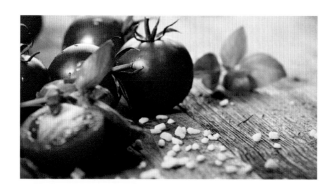

对抗妊娠斑

西红柿富含维生素 C、番茄红素等营养成分，具有抗氧化作用，可防止黑色素沉积形成妊娠斑。经常食用，还可使孕妈妈的皮肤水嫩白皙、更富弹性。

纠正贫血好帮手

西红柿中的维生素 C 含量十分可观。维生素 C 可促进铁元素的吸收，当发生缺铁性贫血时，维生素 C 常用作补铁、补血的辅助治疗，对孕期贫血有不错的辅助改善作用。有贫血问题的孕妈妈，不妨试试用西红柿炖肉吃。

稳定血压，妊高症也不怕

西红柿含有一种特殊的维生素，即维生素 P，又叫芦丁，它是一种帮助人体保持血压稳定的物质。如果孕期血压偏高，孕妈妈可在饮食中适当增加西红柿的比重，尽量防止妊高症发生。

为胎宝宝拥有好视力打基础

西红柿含有大量的胡萝卜素，胡萝卜素进入人体后可转化为维生素 A，维生素 A 能促进视网膜发育，孕期适量食用西红柿，对胎宝宝的视神经及视网膜发育有益。

Tips

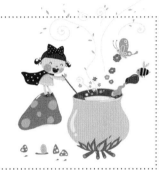

别吃没熟的西红柿

　　未成熟的青西红柿含有龙葵素，龙葵素进入人体后会刺激胃肠黏膜，麻痹中枢神经，出现头晕、呕吐、流涎等中毒症状，孕妈妈不慎食用将会危害胎儿发育，严重者可能会导致流产或者胎儿发育障碍。

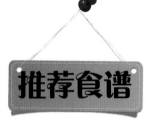

推荐食谱

西红柿玉米蛋花汤

材料： 玉米粒 200 克，西红柿 2 个，鸡蛋 1 个，香菜末少许

调料： 盐适量，奶油适量，高汤适量

做法：

1. 西红柿洗净用热水余烫去皮、去籽、切丁，备用。

2. 鸡蛋打散成蛋液，备用。

3. 锅中加奶油、高汤煮沸，放入玉米粒、西红柿、盐煮 5 分钟，淋入蛋液，撒上香菜末即可。

西红柿肉末炖豆腐

材料： 西红柿 200 克，豆腐 150 克，猪瘦肉末 50 克，葱段适量

调料： 盐、油各适量，酱油、醋各少许

做法：

1. 西红柿洗净，放入沸水中余烫去皮，切滚刀块；豆腐切块。

2. 炒锅置火上，加油烧至七成热时，放入猪瘦肉末炒至肉色发白。

3. 放入西红柿、豆腐，加适量清水、盐、醋等炖煮至菜熟，收汤，放入葱段、酱油拌匀即可出锅食用。

香菇——增强免疫力的"珍品"

香菇因丰富的营养而著称，其对孕期最显著的益处就是增强母体及胎儿的免疫力，同时对稳定血压、帮助钙吸收也有不错的效果。

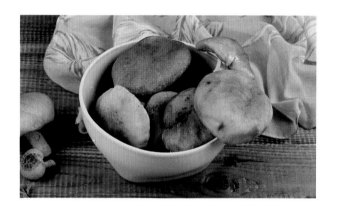

🍄 增强母体及胎儿免疫力

香菇富含 18 种氨基酸，其中 7 种为人体必需的氨基酸，且易被人体吸收；香菇中还含有多糖物质。这些氨基酸和多糖都可调节人体内有免疫功能的 T 细胞活性，增强孕妈妈的免疫力，对搭建胎儿最初的免疫系统功能也有益处。

🍄 稀缺的 VD 来源，防止孕期缺钙

营养学家对香菇的成分进行了细致分析，结果发现，香菇内除了含有 B 族维生素、钙、磷、铁、钾等营养物质外，还含有麦角甾醇。麦角甾醇是一种特别的营养物质，经太阳紫外线照射后，能转化为维生素 D 被人体吸收利用。而维生素 D 可促进人体内钙的吸收，起到辅助补钙的作用。不过，含有维生素 D 的食物很少，含有维生素 D 前体麦角甾醇的食物也非常稀缺，香菇是其中为数不多的食物之一。想通过饮食获取维生素 D 的孕妈妈不妨经常吃些香菇。另外，孕妈妈在加强补钙饮食的同时，最好搭配吃点香菇，以增强钙的吸收利用。

🍄 稳定血压，对抗妊高症

研究发现，香菇中含有嘌呤、胆碱、酪氨酸、氧化酶以及某些核酸物质等多种对人体有益的成分，能起到降血压、降低胆固醇、降血脂的作用。香菇中还含有钾、钙、镁等矿物质以及膳食纤维，这些都是调节血压的有益成分。孕期血压不稳定的女性可适量吃些香菇，以防妊高症的发生。另外，要想降压效果更好，可将香菇与其他有降压作用的食物搭配食用，比如，黑木耳、豆腐等，都是稳定血压的优异食材。

Tips

美味提示

鸡肉是高蛋白食物，是搭建胎儿最初的免疫系统十分重要的营养物质，香菇同样可增强人体免疫力。二者搭配，对母体即胎儿的健康十分有益，经常食用可养元气，预防孕期多种疾病的发生。

香菇与禽蛋搭配，同样对人体免疫系统功能有益，同时还能稳定血压。孕妈妈不妨时不时就换个搭配，这样不但能保证孕期营养，而且还不会吃腻。

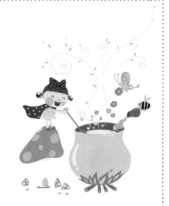

推荐食谱

香菇炖土鸡

材料： 土鸡1只，香菇5朵，蛋黄4个，姜适量，葱1根

调料： 盐、香油各适量

做法：

1. 将土鸡洗净，去内脏，留下鸡肝、鸡肾；姜洗净，切片；葱去皮，切成葱花；香菇洗净。

2. 锅内烧水，放入整只鸡、鸡肝、鸡肾、香菇、姜片一起炖1小时。

3. 加盐调味，放入蛋黄，淋入少许香油，撒上葱花即可。

鹌鹑蛋烧香菇

材料： 鹌鹑蛋10个，香菇100克，青菜50克，葱末、姜丝各适量

调料： 水淀粉、酱油、盐、香油、油各适量

做法：

1. 将鹌鹑蛋煮熟，去壳。

2. 青菜洗净，切条，沥干。

3. 香菇用温水泡软，去蒂，切片。

4. 青菜洗净，放入沸水中汆烫，捞出，切段，备用。

5. 油锅烧热，下葱末、姜丝炝锅，加适量水，放入香菇片、鹌鹑蛋，调入酱油、盐炒匀。待汤沸后放入青菜段，用水淀粉勾芡，淋入香油，轻炒几下即可出锅。

西兰花——食补叶酸的优质选择

西兰花营养全面而丰富，叶酸含量十分丰富，是比较难得的食补叶酸的食物之一。在怀孕超过三个月停服叶酸补充剂后，孕妈妈可多吃西兰花之类的富含叶酸的食物。

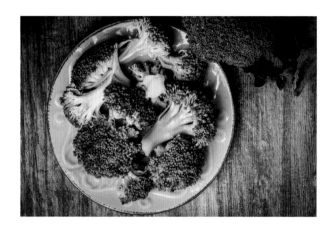

缓解妈妈情绪，保护胎儿心脏

西兰花中含有一种特殊的物质，这种物质可以稳定孕妈妈的血压、缓解焦虑的情绪，防止孕妈妈因情绪多变而对胎宝宝造成不利影响，尤其对胎宝宝的心脏发育有益。建议孕妈妈每周适量摄取西兰花。

大量的叶酸供给

西兰花是叶酸含量较高的一种蔬菜，叶酸对胎儿神经系统有益，虽然人体对食物中叶酸的利用率有限，但适量摄取依然能起到预防胎儿神经管畸形的作用。孕期摄取足够的叶酸，还能促进人体生成红细胞，预防孕期贫血。另外，叶酸参与人体代谢，起到保护皮肤健康的作用，对预防妊娠斑、妊娠纹也有效果。西兰花叶酸含量较有优势，是食补叶酸的不错选择。

控制妊娠糖尿病

西兰花富含膳食纤维，常吃西兰花可有效降低肠胃对葡萄糖的吸收，降低血糖，有效控制孕期糖尿病的发生。

提高免疫力，预防孕期患病

西兰花中最值得关注的营养成分除了叶酸，还有一类抗氧化剂，即维生素C、β-胡萝卜素、维生素E，三者并列为最具代表性的抗氧化维生素。人体内有一种自由基，会造成细胞受伤、引发老化，还会导致各种疾病，而抗氧化剂最强大的效力就是消灭自由基，保护身体细胞不受损伤，强化身体免疫力，预防疾病的发生。通常，女性在怀孕和分娩前后，免疫力相对比较低，因此更容易患各种疾病。建议孕妈妈平时多吃些西兰花这类可增强免疫力的食物。

Tips

美味提示

　　孕妈妈在停服叶酸后可在饮食中适当增加富含叶酸的蔬菜，以便通过日常饮食获取维持身体基本功能所需的叶酸。西兰花是蔬菜中叶酸含量较高的一种，同时还含有一些对身体有益的其他成分，如膳食纤维、维生素等，建议孕妈妈经常食用。菇类与西兰花组合是很好的营养搭配，既能满足人体对维生素、矿物质及膳食纤维的需求，菇类中的蛋白质还能弥补蔬菜中的蛋白缺陷，营养全面又均衡。孕期注重这种饮食搭配，对胎宝宝的发育更有好处。

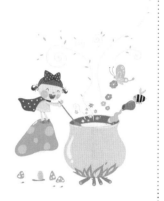

推荐食谱

蟹味菇炒西兰花

材料：蟹味菇 200 克，西兰花 100 克，蒜 3 瓣

调料：高汤、盐、水淀粉、油各适量

做法：

1. 蟹味菇去蒂，洗净；蒜切片。

2. 西兰花洗净，掰成小朵，放入沸水中氽烫，捞出，备用。

3. 炒锅置火上，加油烧热，放入蒜片爆香，放入蟹味菇翻炒，加高汤炒至快熟时倒入西兰花继续翻炒，加盐调味，最后以水淀粉勾芡，即可盛出食用。

彩椒西兰花炒虾仁

材料：西兰花 300 克，虾仁 100 克，红彩椒 1 个，蒜末少许

调料：料酒 1 大匙，盐、油各适量

做法：

1. 西兰花去洗净，掰成小朵，粗茎部分削除厚皮，切成大小可入口的块。

2. 锅置火上，加入适量水煮沸，加少许盐，放入西兰花氽烫，捞出，再用冷水过一下，沥干水分。

3. 蒜剁碎；红彩椒去蒂、去籽，切成粗末，备用。

4. 起锅热油，烧至五成热时放入蒜末爆香，放入红彩椒与虾仁，用中火拌炒，待虾仁变色，淋入少许料酒，放入西兰花，用大火爆炒，再加盐调味，拌匀即可出锅。

白萝卜——平淡无奇的营养宝藏

看起来平淡无奇的白萝卜，营养价值却高得惊人，矿物质、维生素、纤维素以及各种酶含量都很丰富，常用作顺气消食、止咳化痰，尤其适合孕期便秘、食欲不振等情况的食疗。

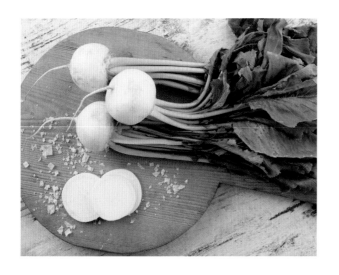

改善孕期便秘

白萝卜中膳食纤维含量很高，膳食纤维可促进胃肠蠕动，并帮助排出体内废物，可起到预防孕期便秘的作用。怀孕期间，女性的肠道蠕动会减慢，本身就容易患便秘，而经常摄取高纤维食物，就能改善这一情况。

胃口不佳时吃点萝卜

白萝卜在促进消化方面有着相当好的效果。白萝卜中含有芥子油，芥子油与萝卜中的淀粉酶相互作用，能促进新陈代谢，刺激胃肠蠕动，增加食欲，促进消化。女性在孕期比平时更容易出现食积腹胀、消化不良、恶心呕吐等症状，这时不妨适量吃些白萝卜，来调整胃肠机能，缓解早孕反应，使上述症状得到有效缓解。

控制热量摄入比，有效管理孕期体重

白萝卜的热量较少，纤维素含量较多，食用后容易使人产生饱腹感，限制热量的摄入比例，防止超重。白萝卜还能促进胆汁分泌，有利于脂肪的消化，防止脂肪在体内堆积导致肥胖问题。适量吃些白萝卜，可帮助女性管理孕期体重，防止胎宝宝长得过大。

Tips

食用要适量

　　虽然白萝卜对孕期有益，但孕妈妈吃白萝卜要适量，一定不能过多，这是因为白萝卜性寒，经常过量食用会危害身体健康。尤其是怀孕初期出现先兆流产、体质虚弱、脾胃虚寒等征兆的孕妈妈更要慎食，以免伤害身体，危及胎宝宝健康。

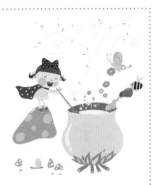

推荐食谱

白萝卜山药粥

材料: 大米 1 杯，山药 250 克，白萝卜半个，芹菜末、香菜各适量

调料: 盐适量

做法:

1. 大米淘洗干净；山药、白萝卜均去皮，洗净，切小块。

2. 锅中加适量清水煮开，放入大米、山药、白萝卜稍微搅拌，再次滚沸时，转中小火熬煮半小时。

3. 加盐拌匀，食用前撒上菜末及香菜即成。

素炒萝卜丝

材料: 白萝卜 300 克，胡萝卜 100 克，玉米笋 50 克，香菇 4 朵，葱 1 根，熟白芝麻适量

调料: 盐、油适量，蚝油 2 小匙，白糖 1 小匙

做法:

1. 香菇洗净，去蒂，切丝；白萝卜、胡萝卜均去皮，洗净，切丝；玉米笋洗净，切丝；葱去皮，洗净，切段。

2. 白萝卜丝加盐腌 20 分钟，然后用水冲洗去除咸味，挤干水分。

3. 起锅热油，先放入玉米笋、胡萝卜、香菇炒几下，转小火再炒约 5 分钟，加入白萝卜、葱段、盐、耗油、白糖及适量水炒至汁干，撒上熟白芝麻即可。

芹菜——让孕期无恙的绿色高纤

很多人都知道芹菜是一种高纤维、低热量的蔬菜，孕前常吃身材苗条，孕期常吃不长赘肉。可是你不知道，芹菜对孕期还有很多益处。

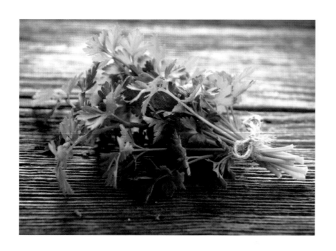

提升孕期睡眠质量

实验结果现实，从芹菜中提取的一种叫做芹子烯的碱性成分，对人脑中枢神经具有安定的作用，能够稳定情绪，消除烦躁，从而帮助孕妈妈入眠，对改善孕期失眠有不错的效果。

改善妊娠高血压

芹菜中对调节血压有效的成分主要是芹菜碱和钾。其中，芹菜碱能起到保护心血管的作用，适量摄取可预防高血压并发症的发生。钾则能促进体内的钠排出，同样具有较好的降压效果。因此，可以说，芹菜是最适合有妊娠高血压问题的孕妈妈食用的蔬菜了。

消除孕期水肿

芹菜中丰富的钾不但能降低血压，还具有利尿作用，适量的钾能将人体组织内过量的水分代谢出去，从而起到消除水肿的效果，对孕中晚期出现的水肿有一定的改善作用。

对抗孕期便秘

由于子宫的压迫，肠道负担越来越重，便秘普遍成了困扰孕妈妈的常见问题。芹菜素来以高纤维著称，其中含有的大量粗纤维可促进肠道蠕动，而且芹菜中的纤维物质经肠内消化作用后会产生一种木质素或肠内脂的物质，这类物质是一种抗氧化剂，可加快粪便在肠内的运转时间，使肠道内的废弃物随粪便排出体外，预防并消除便秘。

Tips

吃完芹菜注意防晒

芹菜中含有光敏性物质，光敏性物质进入人体后经阳光紫外线照射，容易导致光敏性物质代谢障碍，诱发皮炎，加重妊娠斑等皮肤问题，因此食用芹菜后要注意防晒，不要立即在太阳下活动。

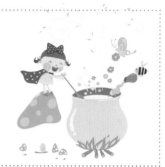

推荐食谱

芹菜豆芽拌香干

材料： 芹菜、绿豆芽、胡萝卜、香豆干各 100 克，蒜泥适量

调料： 香油、醋各适量，白糖、盐各少许

做法：

1. 芹菜洗净，用刀剖开，切成 3 厘米长的段，放入沸水中余烫一下，捞出用凉开水泡凉，沥水，备用。

2. 绿豆芽掐去根，洗净，放入沸水中余烫至熟，捞出，用凉开水泡凉，捞出，沥干。

3. 香豆干洗净，切丝；胡萝卜洗净，切丝，放入沸水中余烫至软，捞出，备用。

4. 将芹菜、豆芽、香豆干丝、胡萝卜丝一同放入容器中，加香油、醋、盐、白糖、蒜泥，拌匀即成。

芹菜炒鸡丝

材料： 鸡胸肉 200 克，芹菜 100 克

调料： 料酒半大匙，鸡汤、水淀粉、香油、油各适量，盐少许

做法：

1. 鸡胸肉洗净，切丝，用水淀粉上浆；芹菜洗净，用刀剖开，纵向切成丝，备用。

2. 将料酒、鸡汤、盐和水淀粉放在小碗中调成味汁备用。

3. 起锅热油，烧至三成热时，放入上好浆的鸡丝，用筷子迅速划散至鸡丝色白时，捞出，沥干油，备用。

4. 锅留底油，下芹菜丝略炒，倒入鸡丝回锅，放入调好的味汁炒拌均匀，淋入香油即可盛出装盘。

鸡蛋——营养师眼中的"完全蛋白模式"

鸡蛋是营养界的全能选手，被人们称为"理想的营养库"，更是营养师眼中的"完全蛋白质模式"。鸡蛋能获得如此赞誉，营养到底有多神奇呢？专家指出，鸡蛋所含的营养成分比较均衡。在人体所需的营养素中，除了膳食纤维外，其余营养素鸡蛋中几乎全部含有。而且鸡蛋的营养几乎完全可以被身体吸收利用，非常适合孕期食用。

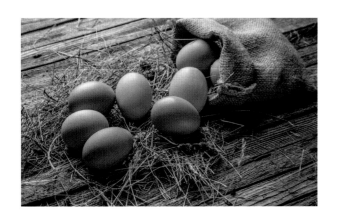

摄取可防止孕期患缺铁性贫血以及宝宝出生后患先天性贫血。蛋黄中还含有丰富的钙、磷等物质，适量摄取对胎宝宝的骨骼及牙齿发育有利，还能防止大人孕期缺钙。鸡蛋中还含有一定量的锌，锌既能促进胎宝宝神经发育，又有助于顺产。孕妈妈适量吃鸡蛋，相当于将钙、铁、锌等这些营养素同时都补充了。不过，鸡蛋营养虽好，但每次食用不要过多，以免消化不良。

利于胎儿视网膜发育

除了蛋白质外，鸡蛋中含量较为丰富的营养物质就是维生素 A 了。维生素 A 主要存在于蛋黄中，它是胎宝宝视网膜发育所必需的物质。适量摄取维生素 A 可保证胎宝宝视网膜正常发育。

钙、铁、锌同补

鸡蛋中的矿物质成分含量也很可观，尤其是铁、钙、磷、锌等成分。蛋黄中含有丰富的铁元素，适量

为胎儿神经和大脑发育提供必需营养

在胎宝宝神经和脑细胞发育的过程中，需要摄取大量的优质蛋白、不饱和脂肪酸、卵磷脂、卵黄素等多种益智营养，这些都是胎宝宝脑发育的物质基础。而鸡蛋几乎包含了以上这些营养成分。鸡蛋中的蛋白质多为优质蛋白，组成鸡蛋蛋白质的必需氨基酸比较全面，且易被人体消化吸收。蛋黄中还含有大量的卵磷脂、卵黄素、不饱和脂肪酸等成分，对胎宝宝大脑及神经系统发育有利。

Tips

美味提示

豌豆是常见的豆类食物，含有人体必需的氨基酸，对胎宝宝的神经系统发育有益。豌豆与鸡蛋、牛奶这组搭配，使食物的蛋白模式得到优化，营养更全面。

鸡蛋是完全蛋白模式，虾皮钙质丰富，丝瓜富含维生素和膳食纤维，孕期搭配食用符合平衡膳食的饮食原则。

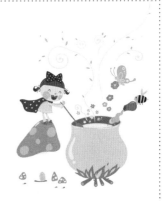

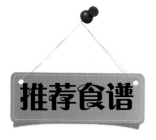 推荐食谱

豌豆炒鸡蛋

材料： 鸡蛋 3 个，豌豆 150 克

调料： 牛奶 2 大匙，盐、油适量

做法：

1. 将鸡蛋打入碗内，加入牛奶、盐调匀。

2. 起锅热油，烧至七成热时放入豌豆炒几下，放入鸡蛋，煎成饼，翻成卷。炒至深黄色，外焦里嫩时即可。

虾皮丝瓜蛋汤

材料： 丝瓜 250 克，虾皮 50 克，鸡蛋 2 个，葱花适量

调料： 盐、油适量

做法：

1. 丝瓜去皮，洗净，切菱形块；鸡蛋加盐打匀成蛋液；虾皮用温开水泡软。

2. 锅置火上，将油烧热，倒入鸡蛋液，摊成两面金黄的鸡蛋饼，用铲切成小块，盛出，备用。

3. 另起锅热油，下葱花炒香，放入丝瓜块炒软，加入适量开水、虾皮烧沸，煮约 5 分钟，放入煎好的鸡蛋再煮一会儿，待汤汁变白，加盐调味即可出锅。

鸡肉——长胎不长肉的高蛋白食物

孕期想要长胎不长肉，多吃高蛋白食物。高蛋白食物营养价值高，能满足孕期基本营养需求，还能维持胎儿正常发育，最主要的是吃了还不容易长胖。鸡肉是最具有代表性的高蛋白食物。

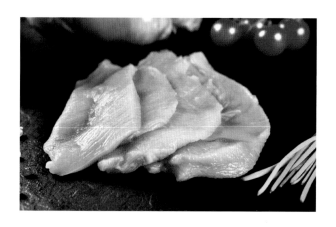

更健康的维生素 A 补给

鸡肉中还含有大量的维生素 A，含量仅次于动物内脏。维生素 A 对胎宝宝视神经及视网膜发育具有重要作用，而且还能促进胎宝宝皮肤及黏膜发育完善。相对于动物内脏而言，鸡肉脂肪低、热量低、胆固醇低，更健康，也更适合孕期食用。

更易吸收的高蛋白，为孕期添动力

在各种肉类中，鸡肉是蛋白质含量最高的肉类之一，属于典型的高蛋白、低脂肪食品。每 100 克鸡肉中，蛋白质的含量可达 23.3 克，比猪、牛、羊肉的蛋白质含量都要高。而且鸡肉蛋白质的纤维比其他肉类柔嫩，更容易被人体消化吸收。另外，鸡肉蛋白质中的氨基酸种类也多，其含量与蛋、奶中的氨基酸谱式极为相似，是优质蛋白质来源，消化率高，容易被人体吸收利用。尤其是钾硫酸氨基酸的含量丰富，可弥补猪、牛、羊肉的不足。孕期常吃鸡肉，可增强孕妈妈的体力，增强免疫力，保证胎宝宝正常发育。

珍贵的磷脂，让胎儿骨骼更强壮

鸡肉中含有较为丰富的磷脂类，磷对人体生长发育具有重要作用，它和钙共同组成人体的骨骼，促进人体对钙的吸收。充足的磷对胎宝宝的大脑和神经系统发育以及牙齿发育都有益。如果孕妈妈体内磷不足，不仅会影响母体健康，还会影响胎宝宝的骨骼发育，容易先天性缺钙。不过，磷脂虽然重要，但一般不必额外补充，否则也存在过量的风险，通过正常的饮食摄取即可，建议孕妈妈平时适量吃些鸡肉。

Tips

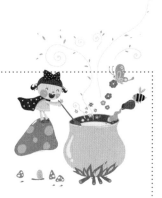

鸡肉这样吃才安全

鸡屁股是淋巴最集中的部位，聚集了细菌、病毒和致癌物等有害物质，食用前切掉不吃。另外，烹饪时，一定要把肉煮熟、煮透，以防感染禽流感。

推荐食谱

胡萝卜炒鸡丝

材料： 鸡胸肉 500 克，蛋清 1 个，胡萝卜 50 克

调料： 盐、料酒、水淀粉各少许、油适量

做法：

1. 鸡胸肉洗净，切成丝，加蛋清、盐、水淀粉拌匀入味。

2. 胡萝卜洗净，切成细丝，备用。

3. 炒锅置火上，放油烧至五成热，下鸡丝划开，八成熟时捞出。

4. 锅内留油，放入胡萝卜丝稍微煸一下，再放进鸡丝，加盐、料酒调味后盛出装盘即可。

栗子烧鸡

材料： 鸡腿 1 个，栗子 20 个，葱花适量、姜末适量

调料： 盐少许，酱油、料酒、白糖、油各适量

做法：

1. 鸡腿洗净，切块，加少许酱油和料酒拌匀，腌制 10 分钟。

2. 栗子去壳，放入锅中加适量水煮熟。

3. 炒锅置火上，倒油烧至七成热，将栗子放入锅中炸一下，捞出沥油，备有。

4. 起锅热油，下葱花、姜末煸炒出香味，放入鸡块，加料酒、酱油、盐、白糖。

5. 锅中加适量清水，以大火烧开，再转小火把鸡块焖至七成熟，放入栗子继续煮，待鸡块和栗子酥烂时，转大火收汁，留少许汤汁关火盛出即可食用。

牛肉——高效能的营养补给

怀孕期间，医生多会建议孕妈妈摄取一些营养价值高的食物，以保证蛋白质、矿物质、脂肪酸等营养素的足量摄取。牛肉是比较典型的高效能营养食物，蛋白质含量非常丰富，铁、锌等矿物质以及脂肪酸等含量也很可观，完全能满足母体及胎儿对某些特定营养素的需求。不过，为了保证饮食的多样化与营养均衡，即使牛肉营养价值再高，也应与其他种类的食物搭配食用。

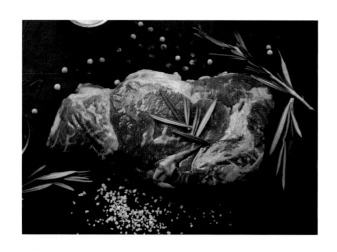

防止缺铁性贫血

牛肉中含有大量丰富的铁质，每 100 克的牛腱含铁量为 3 毫克，约为孕期铁建议量的 10%。充足的铁质能维持血红素正常，以载送血氧到脑部及其他重要器官，预防孕期缺铁性贫血。

优质锌的高效供给

怀孕后，人体对锌的需求是一般人的 1.5 倍，而每 100 克的牛腱含锌量约为 8.5 毫克，差不多是孕期锌建议量的 77%。而且牛肉中的锌比植物性食物中的锌更容易被人体吸收。人体对牛肉中锌的吸收率为 21% ~ 26%，而对全麦面包中的锌吸收率只有 14%。对比可见，牛肉是孕期补锌的高效食物来源。

增强免疫力，促进组织修复

研究发现，牛肉的营养价值非常高，含有大量的优质蛋白，而且组成蛋白质的氨基酸更接近人体需求，女性在孕期食用可有效提高机体抗病能力，减少孕期患病。而且常吃牛肉对分娩也有好处，可促进术后伤口组织的修复。建议女性从备孕期间就开始适当吃些牛肉。

Tips

孕期吃牛肉要全熟

孕期吃牛肉要吃全熟的，因为未完全做熟的牛肉可能会感染弓形虫，孕妈妈吃了会致畸。建议吃些炖烂的牛肉，几分熟的牛排最好不吃。另外，孕妈妈吃牛肉要适量，基本每周吃三次左右，每次 60～100 克，即可满足营养需求。

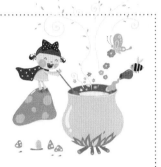

推荐食谱

牛肉炒芹菜

材料：牛肉 200 克，芹菜 150 克，姜适量

调料：酱油、盐、料酒、淀粉、油各适量

做法：

1. 牛肉洗净，先切成薄片，再改刀切成细丝。将牛肉丝放入碗中，加入酱油、料酒及淀粉抓匀，使牛肉丝上浆，放 10 分钟左右。

2. 芹菜摘好，去根、叶，洗净，切成段；姜洗净，切片。

3. 起锅热油，放入上好浆的牛肉丝，以大火煸炒，等肉色变白后，盛出，备用。

4. 锅留底油，放入姜片爆香，再下芹菜段、盐，炒几下立即放入炒好的牛肉丝继续翻炒，待芹菜断生即可出锅装盘。

西湖牛肉羹

材料：牛里脊 200 克，香菇 3 个，香菜两根，姜适量，蛋清 1 个

调料：盐、水淀粉、料酒、酱油适量，香油少许

做法：

1. 牛里脊洗净，切成小丁，加盐、酱油抓拌均匀，腌渍 10 分钟。姜洗净，切成细末，取一半放入牛肉中，混合均匀，另一半留着备用。

2. 香菇洗净，切末；香菜洗净，切末。

3. 锅置火上，加适量水烧开，放入牛肉香菇余烫，放少许料酒，以大火煮滚后立刻关火，用滤网滤除牛肉。捞出，冲一下水沥干，备用。

4. 另起锅，加适量清水，放入牛肉、香菇以及剩下的姜末，以大火烧开，加入盐调味，倒入水淀粉搅拌均匀。

5. 将蛋清充分搅拌好，淋入锅中成蛋花，搅拌一下，撒香菜末，滴入香油即可出锅。

鱼肉——来自水中的益智因子

孕期饮食不但会直接影响孕妈妈的自身健康，还会影响孩子出生数十年后的健康状况。研究发现，孕期经常吃鱼的女性生育的孩子智力水平普遍较高，孩子成年后的健康情况也更好一些。鱼通常分为淡水鱼和海鱼，并非所有鱼都适合孕期食用，多数淡水鱼以及体型不太大的海鱼都比较适合孕妈妈食用，尤其建议孕妈妈多吃些三文鱼、鳕鱼、沙丁鱼等深海鱼。

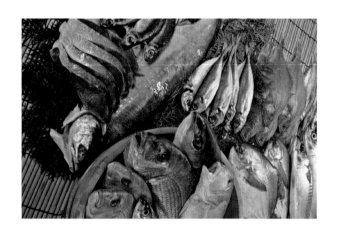

维持胎儿基本发育

鱼肉中的蛋白质含量要远远高于肉类，且属于优质蛋白质，易被人体消化吸收，组成蛋白质的氨基酸种类也比较全面。蛋白质、氨基酸是胎宝宝身体发育的物质基础，胎宝宝所有的基础发育都依赖于这些物质。足量供给优质蛋白，能保证胎宝宝的正常发育，尤其对脑细胞发育有益。另外，鱼肉中的 DHA、ARA 以及卵磷脂等成分也对脑发育有益。孕妈妈经常吃鱼可促进胎宝宝脑细胞的增殖，增加胎宝宝的脑容量，对其智力发育有利。

保护胎儿心脏

有研究发现，孕期经常吃鱼肉，尤其是深海鱼类，可将孩子成年后患冠心病的概率降到最低。这是因为深海鱼类中含有丰富的 ω-3 脂肪酸等特殊脂质，能促使胎宝宝的心血管发育更为健全，为成年后健康的心脏打下基础。

促进胎儿视力发育

鱼肉中含有大量的维生素 A 及 ω-3 脂肪酸，这两类物质对胎宝宝的视网膜发育意义重大。其中，ω-3 脂肪酸与大脑内视神经的发育关系密切。孕期经常吃鱼的孕妈妈，其生育的孩子视觉深度可以比较快地达到成人水平。从孕期 7 个月开始到出生前后，胎宝宝如果缺乏这些脂肪酸，就会出现视神经发育异常。

Tips

孕期不是所有鱼都能吃

　　有些海鱼体内会积聚汞，如鲨鱼、箭鱼、鲔鱼、旗鱼、青花鱼、马头鱼、金枪鱼、鲭鱼等，这类鱼从备孕开始就不宜食用。所有鱼都要做熟后再吃，不能吃生鱼片，否则可能因寄生虫而致畸。鱼类罐头食品孕期最好不吃。

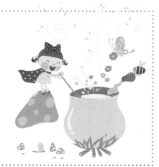

推荐食谱

浇汁银鳕鱼

材料：银鳕鱼 400 克，葱 1 根

调料：蚝油、牛排酱各 2 大匙，白糖 1 大匙，淀粉、油适量

做法：

1. 银鳕鱼去掉鱼鳞，洗净，用厨房纸巾吸干水，蘸薄薄一层淀粉，备用。

2. 葱去皮，洗净，切粗丝。

3. 油锅烧热，放入鳕鱼煎至两面微黄时，盛入盘内。

3. 另起油锅，放入蚝油、牛排酱、白糖炒匀，加入葱丝炒香，盛出淋在鳕鱼上，即可。

黄豆芽沙丁鱼汤

材料：沙丁鱼 300 克，黄豆芽 50 克，姜丝 10 克

调料：料酒 2 大匙，盐、高汤、酱油、油各适量

做法：

1. 将黄豆芽洗净，放入沸水中氽烫，捞出，备用。

2. 沙丁鱼去内脏，洗净，吸干表面水分。

3. 起锅热油，将沙丁鱼放入略煎一下，盛出。

4. 另起锅，加适量高汤、料酒、酱油、盐，搅匀煮开，将沙丁鱼连倒入锅中，加入黄豆芽、姜丝，加盖煮熟即可食用。

虾——鲜美的钙质食源

与其他高蛋白肉类相比，虾是营养均衡的蛋白质来源。在补充蛋白质的同时，虾肉还能为人体供给其他多种营养成分，如钙、磷、锌、碘等。另有研究显示，孕期常吃虾，能很好地保护孕妈妈的心血管系统。

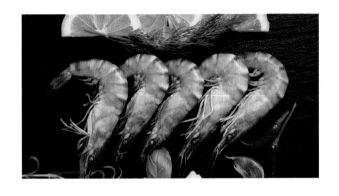

为产后储备乳汁

研究表明，虾肉营养丰富，可促进乳汁的分泌，有不错的通乳作用，适合孕妈妈在产前食用，以便为产后储备乳汁。

调节妊娠高血压

妊娠高血压是孕期一种常见并发症，严重时会危及母体及胎儿健康。孕期注意合理的饮食，可有效降低这种并发症的发生。通常，摄入富含镁、牛磺酸、钾等物质的食物，可帮助稳定血压。而虾肉中就含有大量的镁和牛磺酸。其中，镁对心脏活动有调节作用，能保护孕妈妈的心血管系统健康，可减少血液中的胆固醇含量，预防妊娠高血压；牛磺酸能降低人体血压和胆固醇，对预防妊娠高血压也有一定疗效。

孕期优质高蛋白食源

蛋白质是生命的基本物质，整个孕期需要大量蛋白质，而虾肉中的蛋白质含量十分丰富，是鱼、蛋、奶的几倍到几十倍，能满足胎宝宝生长发育过程中的营养需求，促进胎宝宝的脑细胞发育。而且组成蛋白质的氨基酸，种类和含量都比较丰富。

补充钙磷，强化胎儿骨骼

虾肉的钙含量丰富，孕妈妈适量摄取可防止孕期缺钙，并保证胎宝宝骨骼与牙齿的正常发育。虾肉中还含有一定量的磷脂，有促进钙吸收的作用。一般在孕中期前后，胎宝宝的骨骼就会开始发育，这时候孕妈妈要注意补充钙、磷、维生素D这些物质了。建议孕妈妈适当吃点虾，吃完再晒晒太阳补充维生素D，帮助更好地吸收钙质。

Tips

美味提示

　　虾是优质蛋白的食物来源，对胎宝宝的发育有促进作用，孕妈妈可定期摄取虾肉。虾仁富含钙、磷和蛋白质，腰果、夏威夷果富含不饱和脂肪酸，这道坚果炒虾仁对胎宝宝大脑及骨骼发育都有益处。

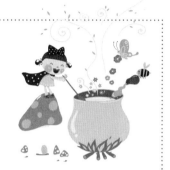

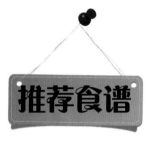

推荐食谱

坚果炒虾仁

材料： 腰果（炸香）100 克，虾仁 150 克，夏威夷果仁 100 克，黄瓜半个，枸杞子 1 大匙

调料： 素高汤 4 大匙，淀粉半小匙，盐、白糖各少许、油适量

做法：

1. 黄瓜洗净，切丁；枸杞子用清水浸泡一会儿。

2. 起锅热油，放入虾仁、黄瓜丁炒一会儿，放入素高汤、淀粉、盐、白糖调料，再放入枸杞子，炒熟。

3. 放入腰果、夏威夷果仁，拌匀即可关火，盛盘热食。

莴笋青椒炒虾仁

材料： 莴笋 1 个，鲜虾 150 克，红彩椒半个，青椒半个，姜 2 片，蒜 2 瓣

调料： 盐、油适量，料酒 1 大匙，淀粉少许

做法：

1. 莴笋洗净，去皮、去老根，切成丁；鲜虾去壳、去头、尾，挑去虾线，剥出虾仁，用料酒、盐、淀粉腌一会儿；红彩椒、青椒洗净，切成丝；蒜切片，备用。

2. 起锅热油，放入虾仁炒一下，虾仁一变色立即关火，盛出。

3. 锅中留底油，下蒜片、姜片爆香，放入莴笋丁翻炒一下，再放入红彩椒、青椒炒匀，加盐调味，最后放入虾仁，炒熟即可出锅。

猕猴桃——孕期必备的"水果金矿"

猕猴桃因富含钾、钙、维生素 C 及膳食纤维等成分而被喻为"水果金矿"。尤其是具有美肤功效的维生素 C 含量更为丰富，孕期经常吃些猕猴桃，能有效对付因怀孕带来的斑斑纹纹，同时对胎宝宝发育也有益。

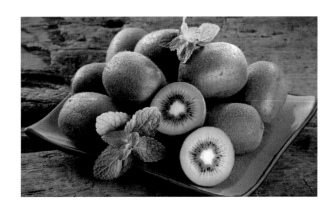

对抗妊娠斑、妊娠纹

猕猴桃中所含的维生素 C 具有很好的抗氧化作用，能有效抑制皮肤内多巴醌的氧化作用，使皮肤中深色氧化型色素转化为还原型浅色素，干扰皮肤中黑色素的形成，防止色素沉淀，从而起到预防妊娠斑的作用。另外，维生素 C 还能有效去除造成细胞受伤、引起老化的自由基，并促进胶原蛋白生成，一定程度上预防妊娠纹的产生。

增强孕期免疫力

猕猴桃含有丰富的膳食纤维、维生素 C、B 族维生素等营养物质。其中，大量的维生素 C 可强化孕妈妈的免疫系统功能，有效杀死致病菌，帮助孕妈妈预防感冒，维持正常的心脏功能。

预防妊娠高血压

对于妊娠高血压，营养师通常会推荐摄取钾含量高的食物。而猕猴桃的钾含量就较高，同时钠含量又低，钾能促进体内盐分排出，以抑制血压上升。而高钾低钠能保持细胞内液体的平衡，并帮助人体维持正常的心脏功能及血压。另外，猕猴桃还含有丰富的膳食纤维，膳食纤维能降低胆固醇，稳定血压。建议孕期血压不稳定的妈妈适量吃些猕猴桃。

改善孕期便秘

猕猴桃含有大量的可溶性膳食纤维及抗氧化物质，可促进肠道蠕动，同时滋润肠道，改善因子宫压迫肠道而引起的便秘，快速清除体内堆积的有害代谢物，非常适合长期被便秘困扰的孕妈妈食用。

Tips

美味提示

　　银耳具有润肠通便的作用；莲子清热，对便秘有益；猕猴桃富含维生素C和膳食纤维，可预防便秘，提高人体免疫力。这道猕猴桃银耳羹对孕期便秘有不错的改善效果，长期被便秘困扰的孕妈妈可经常食用。

　　猕猴桃中的维生素C经过高温烹制会被破坏，因此在做这道粥时放入猕猴桃后快速拌一下即可盛出，避免久煮。

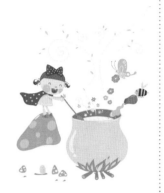

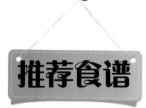

推荐食谱

猕猴桃枸杞粥

材料：猕猴桃 1 个，大米 50 克，枸杞子适量

调料：冰糖适量

做法：

1. 大米洗净，浸泡一会儿；猕猴桃去皮，切块；枸杞子冲洗净，用清水浸泡一下，备用。

2. 大米放入锅中，加适量清水煮至成粥，放入枸杞子、猕猴桃块，略煮一会儿，加冰糖煮至融化即可。

猕猴桃银耳羹

材料：猕猴桃 1 个，银耳一朵，莲子 15 克

调料：冰糖适量

做法：

1. 银耳用清水浸泡 20 分钟，去掉黄色部分，洗净；莲子洗净；猕猴桃去皮，切成小块，备用。

2. 锅内放入足量清水，放入银耳，以大火煮开，放入莲子，转中小火熬煮 40 分钟。

3. 当银耳呈黏稠的胶状时，放入冰糖，煮至融化，关火，将猕猴桃倒入，搅拌均匀即可盛出。

红枣——妊娠必补的天然维生素丸

按照以往的传统，红枣常被女性用来调理气血。其实，红枣之所以具有如此优异的功效，源于其丰富的营养，尤其是维生素含量高，素有"天然维生素丸"的美誉。而这些珍贵的营养同时也是孕期所必需的，建议孕妈妈适量食用红枣。

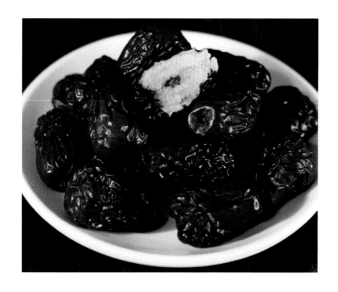

提高孕妈妈免疫力

红枣有淡淡的甜味，这与其含有大量的糖类有关。红枣中的糖主要有葡萄糖、果糖、蔗糖以及由葡萄糖和果糖组成的低聚糖等成分。红枣中还含有大量的维生素 C、维生素 B_1、维生素 B_2、胡萝卜素、烟酸等多种维生素。糖类和维生素都具有较强的补益作用，能提高人体免疫力，增强抗病能力，减少孕期患病对胎儿的不利影响。另外，适量食用红枣还能促进白细胞生成，白细胞能帮助人体杀死致病菌和病毒，保护孕妈妈的健康。

预防妊娠高血压

红枣中含有一种特殊的物质叫做芦丁，芦丁也叫维生素 P，它是一种通过使血管软化而降低血压的物质，能健全人体的毛细血管，有效稳定血压，对妊娠高血压有不错的预防效果。

促进铁吸收，预防孕期贫血

红枣含有丰富的维生素 C，维生素 C 与铁是一对好搭档，充足的维生素 C 有促进铁吸收的作用，可预防孕期患缺铁性贫血。另外，红枣本身也含有铁，尽管含量不占优势，但也能与维生素 C 相得益彰。为预防贫血，建议孕妈妈在孕中晚期适量吃些红枣。

Tips

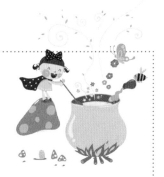

血糖高别吃红枣

由于红枣的糖分含量较高，摄取后可能会造成血糖升高，因此有妊娠糖尿病的孕妈妈最好不要吃红枣。

推荐食谱

红枣木耳豆腐羹

材料：豆腐 2 块，红枣 6 个，黑木耳 3 朵，枸杞子适量

调料：盐、淀粉、干贝汁各适量

做法：

1. 红枣洗净，用清水浸泡至软后去核，切片；枸杞子用清水浸泡至软；黑木耳用清水浸泡好后择洗干净；豆腐切成丁。

2. 将豆腐、黑木耳放入锅中，加适量清水，煮开后加盐，放入红枣片、枸杞子，煮熟后淋上干贝汁，用淀粉勾薄芡即可盛出。

红枣糕

材料：低筋粉 150 克，红枣 50 克，鸡蛋 4 个

调料：白糖 30 克，盐 3 克，牛奶 60 克，泡打粉 5 克，色拉油 80 克

做法：

1. 红枣洗净，用清水浸泡一下，去核，切成小丁，将红枣丁放入牛奶中浸泡。

2. 鸡蛋打散成蛋液，放入白糖，将糖打溶，最后将蛋液打成泡沫。

3. 加入牛奶碎枣、色拉油，低速打匀。

4. 将低筋粉过筛，和泡打粉一同放入蛋液泡沫中，加盐，快速拌匀。

5. 烤盘上放入铺油纸，将拌好的材料放进去，烤箱预热 170 度，烤 35 分钟左右即可。

柠檬——兼顾安胎护肤的"宜母子"

在我国广东、广西等地区，柠檬素有"宜母子"之称。可见，柠檬具有不错的安胎功效。那么柠檬对妊娠的益处究竟体现在哪些方面呢？不妨看看下面的内容。

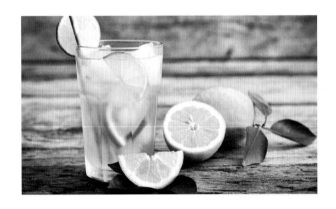

🐑 缓解孕吐，增强食欲

柠檬的酸味主要来自其中的有机酸，最典型的就是柠檬酸，柠檬因富含柠檬酸而被誉为"柠檬酸仓库"。柠檬酸具有缓解恶心、呕吐的作用，还能消除疲劳感，并促进胃中蛋白分解酶的分泌，增加胃肠蠕动。当孕早期出现早孕反应时，孕妈妈不妨用柠檬泡水喝，可以有效预防早孕反应，刺激脾胃，还能令食欲大增。尤其是夏天怀孕烦躁时，也可以喝温柠檬水来解暑消热，打开胃口。

🐑 安抚频繁的胎动

到了孕晚期，胎动会越来越频繁，有时甚至会影响孕妈妈休息，很多孕妈妈因为频繁的胎动变得精神状态较差、情绪不安。这时，不妨来一杯柠檬水，可以有效使胎动平稳下来，孕妈妈的精神也会变得越来越好。

🐑 让你孕期拥有好皮肤

柠檬中含有大量柠檬酸、维生素 C 等还原性酸性物质，这些物质具有很强的抗氧化作用，可促进皮肤新陈代谢，抑制黑色素沉着，预防并改善妊娠斑。另外，有些女性怀孕期间皮肤上容易长痘痘，甚至出现湿疹、皮炎等问题，这些都可以通过摄取柠檬得到缓解。柠檬皮中含有的精油成分还有抗菌作用，可软化及清洁皮肤，增加脸部弹性，预防妊娠纹。

Tips

柠檬怎么吃？

柠檬味道极酸，一般不直接食用，多用于烹调菜品或者制成饮料饮用。并非所有孕妈妈都能摄取柠檬，有妊娠糖尿病、胃酸分泌过多、胃溃疡等情况的孕妈妈应避免摄取柠檬。

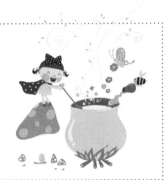

推荐食谱

柠檬蒸鱼

材料：鲈鱼 1 条，柠檬半个，姜片 20 克，红彩椒 1 个，香菜少许

调料：鱼露 2 小匙，酱油 1 大匙，细砂糖 2 小匙，香油 1 大匙

做法：

1. 鲈鱼去鳞和内脏，洗净，用刀将鱼两侧划开几刀，放在容器中。

2. 柠檬洗净，切片；红彩椒洗净，切片，备用。

3. 将柠檬片置于切开的鱼肉中，将红彩椒片和姜片都放在鱼腹中。

4. 将鱼露、酱油、细砂糖、香油搅拌均匀，淋于柠檬和鱼上。

5. 将鱼放入蒸锅中，以大火蒸 10 分钟后取出，撒上香菜即成。

蜂蜜柠檬

材料：蜂蜜 250 克，柠檬 3 个

做法：

1. 柠檬洗净，吸干表面的水分，横向切成薄片。

2. 取一个干燥带盖的容器，在容器里放一层柠檬片，加一层蜂蜜，再加入一层柠檬片，再加一层蜂蜜，就这样将柠檬全部放入容器中。

3. 将整个容器放进冰箱中冷藏 24 小时。每次取出两片柠檬，再加一点蜂蜜，用温水冲泡饮用。

苹果——拯救孕吐的"万能果"

苹果能缓解孕吐，调节肠胃，改善便秘，改善腹泻，稳定血压，代谢有害物……小小苹果居然有这么多好处？孕妈妈还犹豫什么呢？吃起来吧，妈妈们！

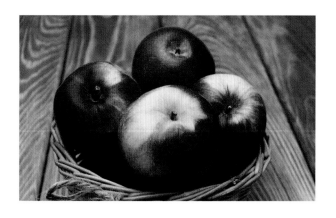

代谢有害物质，减少致畸

苹果中的果胶是膳食纤维的一种，不但能调节肠道，还能吸附体内的有害物质，并将这些有害物质排出体外，尤其是能帮助人体把来自空气污染中的某些金属废物代谢出去，从而减少这些有害物质对胎宝宝的影响，降低致畸风险。

调节肠道，缓解便秘、腹泻

苹果富含果胶、苹果酸等营养成分，可有效调节肠胃，保持肠胃正常健康运转。一方面，可促进肠胃蠕动，使粪便更易排出体外，对孕期便秘有一定的改善效果。另一方面，苹果中的这些有益成分，还具有收敛性，能有效缓解腹泻。因此，孕期有便秘、腹泻等困扰的女性都可以吃些苹果。

缓解孕吐

苹果味道酸酸甜甜，孕妈妈适量食用可增进食欲，打开胃口，尤其适合孕早期出现孕吐、食欲不振等早孕反应时食用。当孕吐发生后，孕妈妈可适量吃点苹果，以调节水、盐及电解质平衡，还能防止因频繁呕吐而发生酸中毒。

对抗妊娠高血压

研究发现，增加富钾食物的摄入可降低高血压者的血压，且对人体血脂浓度、肾脏功能无不良反应。苹果含有矿物质钾，钾能促进钠的排出，对水肿、高血压具有一定的改善效果，可保护心脑血管健康，对孕期高血压也有预防效果。尤其是到了孕中晚期，孕妈妈更容易出现妊娠高血压综合征，这时可经常吃些苹果。

Tips

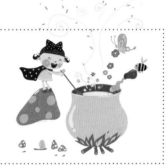

谁不适合吃苹果

　　苹果容易产气，进入肠胃后容易导致胀气，因此容易胀气及脾胃虚弱的孕妈妈最好不要过多吃苹果。

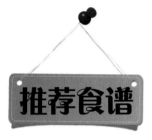

推荐食谱

苹果炒紫甘蓝

材料： 紫甘蓝 300 克，苹果 1 个

调料： 白糖、白醋、盐、油各适量

做法：

1. 紫甘蓝洗净，切丝；苹果洗净，去皮、籽，切片。

2. 将甘蓝丝、苹果片放入碗中，加入白糖、白醋、盐略腌一下。

3. 锅内放油烧热，倒入腌制好的甘蓝、苹果片，炒至熟软即可。

苹果红枣银耳羹

材料： 银耳 2 朵，苹果 1 个，红枣 5 颗

调料： 冰糖适量

做法：

1. 银耳用清水浸泡 4 小时，洗净，撕成小朵。

2. 红枣用温开水浸泡 10 分钟左右，去核。

3. 苹果洗净，切小块。

4. 锅内放适量清水，放入银耳和红枣，以大火煮开后转小火煲一小时，放入苹果块再煲 20 分钟左右，最后放入冰糖煮至融化即可。

香蕉——暗藏健康代码的"情绪果"

孕期不消化、便秘、血压高、情绪抑郁……也许你该吃点香蕉。孕期常吃香蕉，以上症状都能得到缓解。尤其是情绪抑郁时，更是建议孕妈妈常吃香蕉。香蕉更是因为能调节不良情绪而获得了"快乐水果"的美誉。

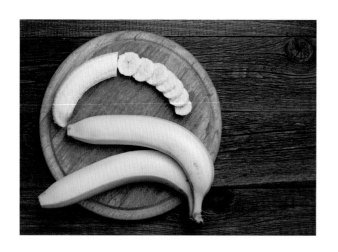

助消化，润肠通便

怀孕中晚期，子宫对胃肠道的压迫会越来越严重，很多孕妈妈会因此出现便秘现象。这时吃点香蕉就能有效缓解便秘，还有助于消化。这是因为香蕉中含有膳食纤维可促进肠道蠕动，促使粪便尽快排出体外。不过，要想改善便秘一定要吃熟好的香蕉，未成熟的青香蕉有收涩作用，反而会加重便秘，孕妈妈要注意分辨。

缓解孕期不良情绪

怀孕期间，由于体内孕激素变化的影响，很多孕妈妈经常会出现抑郁的情绪，到了临产前还会变得焦虑起来。当孕期情绪不好时，孕妈妈也可多吃点香蕉。这是因为香蕉中含有一种特殊氨基酸，它可帮助孕妈妈改善忧郁的心情，减轻心理压力和疼痛，减少不良情绪的出现。

有效控制血压

香蕉中含有大量的钾元素，钾具有通过代谢体内钠盐来降低血压、保护动脉内壁的作用；香蕉中还含有大量的血管紧张素转化酶抑制剂等化合物，这些化合物发挥着类似降压药物的作用，可有效降低人体的血压。因此，在控制血压方面，香蕉具有不错的效果，尤其适合有妊娠高血压和心脏问题的孕妈妈食用。

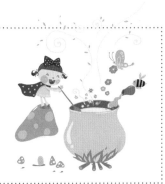

Tips

吃不吃香蕉看血糖

　　由于香蕉含有一定的糖分，因此有妊娠糖尿病的孕妈妈最好就别吃了，以免血糖升高影响身体健康。另外，血糖不稳定的孕妈妈也应控制香蕉的摄取量。

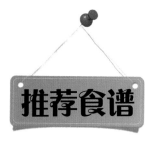

推荐食谱

奶味香蕉蛋羹

材料： 香蕉 1 根，牛奶 100 毫升，鸡蛋 1 个

做法：

1. 香蕉去皮，捣烂压成泥。

2. 鸡蛋打入碗中，搅拌均匀。

3. 将香蕉泥和牛奶加入蛋液中，搅拌均匀。

4. 将搅拌好的蛋糊倒入碗中，放入蒸锅中隔水烧开，以中火蒸熟即可。

香蕉枣泥饼

材料： 香蕉 2 根、面粉、枣泥、油各适量

做法：

1. 香蕉去皮，捣烂成泥，然后加入适量面粉，搅拌均匀。

2. 将平底锅置火上，倒油，以小火烧热，倒入适量香蕉面糊，稍微加热一会儿，至五分熟时将枣泥铺在上面一层，然后在枣泥上再倒入香蕉面糊，加热至熟即可。

玉米——膳食纤维之王

玉米分为鲜玉米和干玉米制品（如玉米面、玉米渣等）两种，相对而言，鲜玉米因为未去除玉米胚芽营养价值更高一些，建议孕妈妈多吃些鲜玉米。不过，干玉米制品也保留了大部分营养成分，同样适合孕期食用。那么，孕期常吃玉米究竟有哪些益处呢？

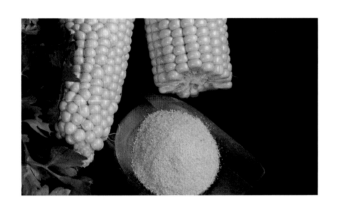

对抗妊娠糖尿病

玉米中含有硒、镁等营养成分，这两种物质的功能与胰岛素类似，负责传递身体需要胰岛素的讯息，起到强化胰岛素功能的作用。玉米中还含有维生素 B_2、胡萝卜素以及膳食纤维等对人体血糖有控制作用的营养物质。其中，维生素 B_2 能加速人体内糖类的代谢；胡萝卜素能阻止自由基对胰岛素的破坏；膳食纤维则能延缓碳水化合物的消化吸收。因此，孕妈妈适量食用玉米可有效控制血糖，防妊娠糖尿病。

改善孕期便秘

无论是鲜玉米还是干玉米制品，都含有十分丰富的粗纤维。粗纤维对人体最明显的益处就是促进肠道蠕动，有利于消除便秘，尤其对孕期便秘具有非常明显的改善效果。孕妈妈常吃玉米可保持大便顺畅、肠道健康。

增加饱腹感，防止孕期体重增长过快

玉米中所含的纤维物质进入胃中会膨胀，增大体积，使人产生饱腹感。孕妈妈常吃玉米，可减少其他食物的摄取，有效控制脂肪、热量的摄取，利于孕期管理体重。

利于胎儿脑发育

玉米蛋白质的氨基酸组成中包括天冬氨酸、谷氨酸等成分，这些氨基酸对胎宝宝脑细胞发育具有重要作用。另外，玉米中还含有油酸、亚油酸等不饱和脂肪酸，这些不饱和脂肪酸同样是胎宝宝脑发育不可或缺的物质。

Tips

美味提示

红薯、玉米都属于高纤食物，适量摄取可促进肠道蠕动，改善孕期便秘。另外，这两种食物中还含有 B 族维生素，对孕期疲劳也有缓解作用。

玉米、青椒富含膳食纤维，是预防并缓解孕期便秘的有效食物。松仁富含不饱和脂肪酸和维生素 E，不仅能促进胎宝宝的脑发育，而且还具有养胎、安胎的作用。烹制这道松仁玉米的关键是要保证松仁香酥的口感，煸炒松仁的时间要掌握好，一定不能炒过，否则会影响菜品味道。

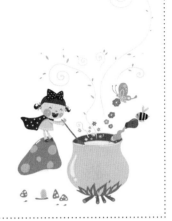

推荐食谱

松仁玉米

材料： 甜玉米粒 250 克，松仁 50 克，青椒、胡萝卜各适量

调料： 盐、油适量

做法：

1. 青椒洗净，去蒂和籽，切丁，备用；胡萝卜洗净，切丁。

2. 起锅热油，待油温有三成热时，放入松仁煸一下，待松仁稍一变色，立即捞出沥油。

3. 另起锅热油，放入胡萝卜丁煸炒，煸香后加青椒丁、甜玉米粒翻炒至熟，加盐调味，放入松仁快速拌匀，盛出即可食用。

红薯青椒炒玉米

材料： 红薯 150 克，玉米粒 100 克，青椒半个，枸杞子少许

调料： 盐 1 小匙，高汤、水淀粉、油各适量

做法：

1. 红薯洗净、去皮，切成玉米粒大小的丁；玉米粒洗净，放入沸水中余烫一下，备用；青椒洗净切粒；枸杞子用清水浸泡 10 分钟左右。

2. 起锅热油，至七成热时，放入红薯丁，炸至皮面硬结，捞出沥干油。

3. 锅留底油，下青椒粒和玉米粒略炒，下红薯丁翻炒，加入高汤、盐，至熟后放入枸杞子炒匀，最后用水淀粉勾芡即可。

糙米——开启孕期健康主粮模式

　　糙米是指稻谷脱去外壳之后保留的全谷粒，因保留了胚芽部分，所以比精米营养价值更高。常吃糙米对孕妈妈和胎宝宝益处很多，比如，糙米胚芽中的不饱和脂肪酸能促进胎宝宝脑发育、糙米中的维生素 E 有安胎效果，等等。但糙米对妊娠最显著、最典型的益处主要还是以下几个方面。

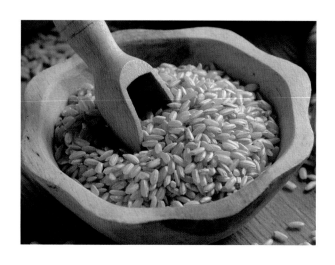

有效管理体重，防止胎儿过大

　　糙米中大量的水溶性膳食纤维可使人产生饱腹感，从而减少人体对热量与脂肪的摄取，达到控制体重的效果。研究表明，食用糙米后人体的血糖上升指数比食用普通白米饭低得多，在摄取同样数量的两种食物后，糙米明显更容易使人产生饱腹感，更有利于控制进食量。建议孕妈妈适当增加糙米的摄取，以便控制饮食，防止体重增加过快而导致胎宝宝长得过大。

控制血糖，预防妊娠糖尿病

　　糙米中虽然含有碳水化合物，但都是被粗纤维组织所包裹的，进入人体后消化吸收速度较慢，可防止血糖集聚升高，因此能较好地控制血糖。另外，糙米中还含有锌、镁、锰等营养成分，这些物质有利于提高胰岛素的敏感性，对糖耐量受损者有益。妊娠可使隐性糖尿病显性化，既往无糖尿病史的孕妈妈血糖可能会升高，发生妊娠糖尿病。这时在饮食上就要控制血糖，尽量吃些可防止血糖急剧上升的食物。

显著改善孕期便秘

　　糙米保留了大量的膳食纤维，膳食纤维可促进肠道有益菌增殖，加速肠道蠕动，软化粪便，改善孕期因肠道受到压迫而造成的便秘。

Tips

美味提示

南瓜含有的胡萝卜素进入人体内能转化为维生素A，对胎宝宝视觉发育有益。糙米富含B族维生素和膳食纤维，经常食用可缓解孕期疲劳，并改善便秘。

糙米比普通白米含有更多的B族维生素、矿物质和膳食纤维，营养价值高。核桃富含不饱和脂肪酸，对胎宝宝的脑发育有益。血糖偏高的孕妈妈在食用这道粥时不要放糖。

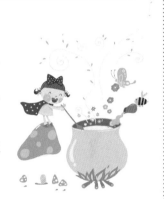

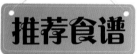

推荐食谱

南瓜糙米粥

材料： 南瓜 100 克，糙米 100 克

做法：

1. 将糙米洗净，用适量清水浸泡 2 小时；南瓜洗净，去皮，切块，备用。

2. 将泡好的糙米放入锅中，加入浸泡糙米的水，大火煮开，再转小火煮至粥熟。

3. 将南瓜块放入糙米粥中继续煮，待南瓜熟后即可搅拌均匀盛出食用。

玉米核桃糙米粥

材料： 糙米 100 克，甜玉米粒 100 克，核桃仁 20 克

调料： 白糖适量

做法：

1. 糙米洗净，用适量清水浸泡 2 小时。

2. 核桃仁用适量开水浸泡，去掉外皮，放入搅拌机中加适量水搅打成乳白色的汁。

3. 将糙米、核桃汁连渣一同放入锅中，以大火煮开，再转小火煮成粥。

4. 将甜玉米粒放入粥锅中煮熟，加白糖调味即可。

核桃——名声显赫的"益智果"

核桃素来有"益智果"之称，健脑益智功效众所周知。常吃核桃，不但能让孕妈妈增强记忆力，改善孕期健忘，而且还能促进胎宝宝大脑及视网膜的发育。想生一个高智商宝宝，就从孕期每天3～5个核桃开始吧！

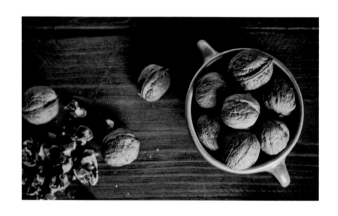

为胎儿脑发育供给营养

核桃含有丰富的亚麻酸、维生素 E、磷脂等营养成分。其中，亚麻酸对胎宝宝的大脑、视网膜的发育与完善具有重要意义，长期缺乏亚麻酸会影响胎宝宝出生后的智力水平。维生素 E 具有安胎作用，适量摄取可保证胎宝宝正常发育；磷脂是脑细胞增殖必不可少的物质，孕妈妈足量摄取，胎宝宝出生后会更聪明。一般从怀孕3、4个月开始到孩子出生后两岁这段时间，是孩子脑部以及视网膜发育十分重要的阶段。此时，如果健脑益智作用的营养素摄取不足就会影响孩子日后的智力发育。而孕期胎宝宝的营养供给主要通过孕妈妈来满足，因此建议孕妈妈每天适量吃些核桃。

核桃你真的会吃吗？

为了让自己的宝宝出生后更聪明，身为孕妈妈的你，只要听说什么食物能补脑益智就肆无忌惮地吃下去。有些孕妈妈吃起核桃甚至也不考虑摄取量，每天10个20个地吃。但这样吃核桃真的好吗？其实，吃核桃并非越多越好。这是因为，核桃的脂肪含量很高，大量吃核桃会因热量摄取过多而造成身体发胖，还会影响孕妈妈的血糖、血脂和血压，甚至可能诱发孕期血糖病。建议孕妈妈每天吃3～5个核桃，同时还要减少日常饮食正常的摄油量，以便更好地管理体重。另外，孕妈妈最好是在三餐之间进行两次加餐，在每次加餐的时候吃核桃。

Tips

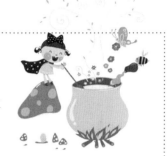

润肠通便，改善孕期便秘

核桃中含有丰富的油脂，油脂具有润肠通便的作用，适量摄取可预防并改善孕期便秘，促进粪便排出。

推荐食谱

琥珀桃仁

材料: 核桃仁适量，白芝麻适量

调料: 冰糖、白糖、油各适量

1. 锅置火上，烧热后倒入油，然后放入白糖、冰糖。

2. 以小火熬至融化时，放入核桃仁，翻炒至核桃均匀裹上糖汁，盛出。注意在熬糖的过程中一定要用小火，不要将糖熬糊了。

3. 另起锅热油，烧至三成热时，倒入核桃，小火炒至核桃完全熟透，捞出，装盘。

4. 最后一边撒白芝麻一边拌匀,将核桃趁热迅速分开即可。

核桃松仁小米粥

材料: 核桃仁 30 克，小米 30 克，糯米 50 克，松仁 10 克

调料: 冰糖、高汤、油各适量

做法:

1. 起锅热油，将核桃仁、松仁放入锅中用油炸熟，捞出控油，备用。

2. 小米、糯米用清水淘洗干净。

2. 另起一锅，放入高汤、小米、糯米，用小火熬煮至熟，放入冰糖，待冰糖融化时撒上核桃仁和松仁，即可出锅食用。

专题

孕期你该胖几斤

怀孕了，终于可以做个任性地吃货了。孕期胖就胖点嘛，反正是一人吃两人补。真是这样吗？No！即使是孕期，你也要管住嘴，仔细计较身上多出来的每一斤肉。否则，肥胖、孕期并发症随时都可能找上你。另外，控制不好体重还可能导致胎儿长成巨大儿，造成分娩困难，不利于产后康复和哺乳。

孕期体重增加在哪里

从孕前到分娩，你的体重大概要增加十几千克。不管你想与不想，重量就摆在那里。那么孕期增加的体重究竟长在哪里了呢？通常认为，母体储备约增加 3.2 千克；乳腺约增加 0.9 千克；液体潴留约增加 1.8 千克，具体因人而异；血液约增加 1.8 千克；胎儿约增加 3.5 千克；胎盘约增加 0.7 千克；子宫约增加 0.9 千克；羊水约增加 0.9 千克。

根据 BMI 值控制体重

孕期体重增加有个合理的范围，这是有标准的。一般认为，孕期体重增长最好不要超过 15 千克。但由于存在个体差异，具体增长的数值也不能一概而论，应具体情况具体分析。可以采用国际通用的身

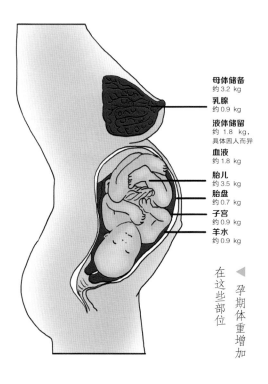

母体储备
约 3.2 kg

乳腺
约 0.9 kg

液体储留
约 1.8 kg，
具体因人而异

血液
约 1.8 kg

胎儿
约 3.5 kg

胎盘
约 0.7 kg

子宫
约 0.9 kg

羊水
约 0.9 kg

在这些部位　孕期体重增加

体质量指数来衡量孕期体重增加情况。身体质量指数简称 BMI，计算方法如下：

身体质量指数（BMI）= 体重（千克）/ 身高的平方（米²）

对于普通育龄女性而言，孕前 BMI 值越高，孕期合适的体重增加空间就越小，也就越应控制好体重增长的速度和幅度。相反，孕前 BMI 值相对较低者，孕期体重就可以稍微多增加一些。下面是衡量孕前体重增加标准的一个简表，孕妈妈不妨参考一下。

孕期体重增加标准

孕前身体质量指数（BMI）	胖瘦程度	孕期合适体重增加范围（千克）
< 18.5	偏瘦	12.5 ~ 18
18.5 ~ 24.9	适中	11.5 ~ 16
25 ~ 29.9	轻度肥胖	7 ~ 11.5
≥ 30	肥胖	5 ~ 9

分阶段控制体重增加

根据孕妈妈的身体状况以及胎宝宝的发育特点，以孕前 BMI 值小于 25 的女性为例，孕期体重增长可按照以下方法分阶段进行控制。孕前 BMI 值高于 25 的女性，每个阶段的体重增加数值应相应减少。

◎**孕早期（0 ~ 12 周）**：胎儿生长较慢，母体相关组织的增长变化也不明显，所需营养有限，因此不必大量补充营养，体重以每月增加 0.5 千克为宜。总体上，体重增加 1 ~ 1.5 千克。这时，由于孕吐影响进食，体重即使不增加也正常。

◎**孕中期（13 ~ 28 周）**：胎儿生长发育迅速，早孕反应消失，孕妈妈胃口大开，控制不好极容易超重，每月体重增加不宜超过 2 千克。

◎**孕晚期（29 ~ 40 周）**：29 ~ 36 周胎儿体重增加加快，胎儿自身的体重每周就要增加约 200 克；进入 37 周后胎儿体重增加减缓，每周增长约 70 克。这意味着孕妈妈要更严格地管理自身体重增长，每周

的增重量最好控制在 0.4 ~ 0.5 千克之间。

控制体重更要管住嘴

孕期体重增加情况与饮食密切相关，因此只要管住嘴基本就在根源上控制了体重的增加。在孕早期，孕妈妈身体所需的热量并不需要额外增加摄取，但要注意摄入营养的全面性；到了孕中晚期，膳食要荤素兼备、粗细搭配，同时摄取足够的粮谷类食物，还应尽量避免摄取高热量、低营养价值的食物，尤其应避免摄取油炸类、甜食、糕点及含糖饮料等。另外，整个孕期，饮食上还要做到以下几点：

◎规律饮食，尽量少食多餐，以利于体内血糖水平稳定，有效控制体重增长。

◎提高饮食质量，降低热量摄取，多吃些营养价值高的食物，这样既能满足胎儿快速生长发育的需求，又能避免体重进一步增加。

◎保证饮水充足，适当摄取膳食纤维。这样可产生饱腹感，防止摄取过量的食物。

孕期不适
对应食疗

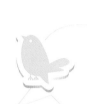

孕吐

在孕 6 周前后，多数孕妈妈会出现食欲不振、轻重不一的恶心及晨起空腹呕吐等情况。这种现象就是孕吐。那么孕吐究竟是怎么回事呢？又如何通过饮食缓解呢？请看下面的内容。

一分钟了解孕吐

孕吐并不是病，而是一种常见的妊娠反应，可能与由胎盘分泌的绒毛膜促性腺激素有关。孕吐发生期间，孕妈妈最明显的表现是对食物喜好、口味等有所改变。每个人的孕吐反应轻重不一，有的人严重一些，有的可能什么反应都没有，大多数孕妈妈会发生轻度恶心、呕吐。通常，孕吐到孕 12 周以后会逐渐减轻或自行消失。如果恶心、呕吐不太严重，就不必过于担心，这种情况一般不需治疗，注意饮食调理即可。但如果发生剧烈呕吐，到了吃什么吐什么的程度，可能会出现严重的电解质紊乱和虚脱，甚至孕妈妈明显消瘦，体重大幅度下降，那么孕妈妈就要去医院进行治疗了，必要时还要住院输液。

缓解孕吐的 4 大神物

◎苏打饼干。在两餐之间感觉饥饿时吃一些碱性的苏打饼，可中和胃酸，减轻肠胃不适。早晨起床之前吃一两块，可防止晨吐。

◎姜。姜有止呕功效。孕妈妈可将姜切成薄片，含在嘴里或擦一擦舌头，就能达到止呕效果。也可将适量姜汁加入饮品中饮用，也能起到改善恶心、呕吐的效果。

◎苹果。苹果酸甜的味道对呕吐有抑制效果，孕吐期间孕妈妈可多吃些苹果。

◎话梅。酸味食物都有止呕效果，话梅虽然是腌渍品，不提倡孕期食用，但对孕吐却有奇效。当孕吐反应严重时，吃一点也无妨。

▶ 恶心、呕吐是普遍存在的妊娠反应，孕吐期间通过饮食调节症状会有所减轻。

Tips

孕吐的饮食调节法

　　孕早期，胚胎生长缓慢，需要的营养不太多。这时，孕妈妈想吃就吃，不想吃就不吃，不必担心饮食摄取不全影响胚胎发育。日常饮食尽量吃自己喜欢的食物，少食多餐，保证饮水，多吃维生素含量丰富的食物，还可适当准备一些能缓解孕吐的小零食。另外，气味刺激会加重孕吐，因此孕妈妈要尽量远离厨房油烟。

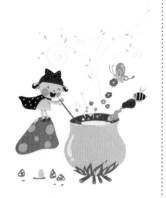

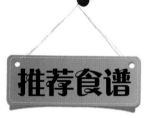

红枣话梅汤

材料： 话梅 8 个，红枣 5 颗

调料： 冰糖适量

做法：

1.将话梅用清水洗净；红枣洗净，用适量清水浸泡，去核，备用。

2.将话梅、红枣全部放入锅内，加适量清水煎煮，放入冰糖煮至融化，即可盛出饮用。

姜枣糯米汤

材料： 生姜 5 片，红枣 5 颗，糯米 20 克

调料： 红糖适量

做法：

1.红枣洗净，用适量清水浸泡一会儿，去核；糯米洗净，备用。

2.将姜片、糯米一同放进砂锅里，加适量清水，放入红糖一起煮沸一小时，放入红枣再煮一会儿即可。

孕期贫血

怀孕期间，女性自身的消耗增大，胎宝宝的发育对血容量的需求也增加了，因此孕期非常容易发生贫血。孕期严重贫血会引起一些妊娠并发症，影响孕妈妈和胎宝宝的健康，应引起重视。

并非所有贫血都是病

怀孕后，女性体内的循环血容量比怀孕前大约增加了1/3，但其中血浆比红细胞增加更明显，因此会使血液明显稀释，血红蛋白浓度也降低了，由怀孕前的120克/升降至100克/升，这种情况属于生理性贫血。生理性贫血并非真正意义上的贫血，对身体基本没有损害。但当孕妈妈血液中的红细胞数低于3.5×1012/升、血红蛋白下降至100克/升以下时，就应引起重视了，这种情况属于病理性贫血，是孕期最常见的合并症之一。病理性贫血以缺铁性贫血最为常见，其次是巨幼细胞性贫血。

缺铁性贫血这样吃

缺铁性贫血，顾名思义就是因体内铁质缺乏引起的贫血。对此，孕妈妈可在饮食上注意加强营养加以预防。建议平时多吃富含铁质的食物，如瘦肉、动物肝脏、蛋类等。还要加强富含蛋白质和维生素C的食物，如鱼、虾、鸡肉、新鲜蔬菜等。一旦发现有贫血倾向，应遵医嘱及时服用铁补充剂。

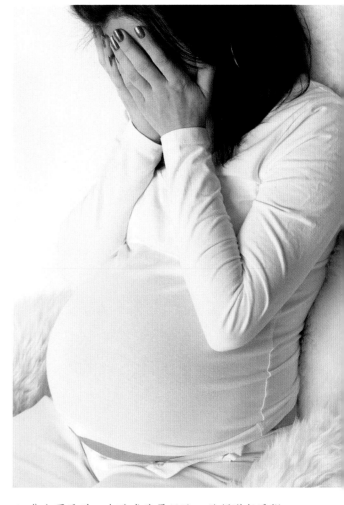

▲ 贫血严重时，会造成头晕目眩，必须引起重视。

Tips

巨幼细胞性贫血这样吃

巨幼细胞性贫血主要由体内缺乏维生素 B_{12} 或叶酸等维生素所引起，也可能是由于内分泌紊乱使骨髓造血机能发生障碍所致，在孕期的任何阶段都有可能发生，但大多在孕晚期及产褥期出现。对于这种类型的贫血，可注意增加富含维生素 B_{12} 和叶酸的饮食来加以预防，多吃瘦肉、蛋类、鱼、虾、绿叶蔬菜等。如果情况比较严重，必要时就要遵医嘱对症服用营养补充剂。

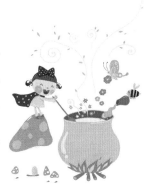

推荐食谱

鸭血豆腐汤

材料： 鸭血 50 克，豆腐 100 克，香菜适量

调料： 高汤、醋、盐、淀粉各适量

做法：

1. 鸭血、豆腐切丝；香菜洗净，切末，备用。

2. 锅置火上，加高汤，放入鸭血、豆腐，开火炖熟。

3. 在汤中加醋、盐调味，以淀粉勾薄芡，最后撒上香菜末即可。

鸡胗炒面条

材料： 面条 200 克，鸡胗 100 克，丝瓜半根，洋葱 20 克，香葱适量

调料： 盐、白糖、水淀粉、油各适量

做法：

1. 鸡胗洗净，切片，加盐、白糖、水淀粉拌匀上浆；洋葱切丝；丝瓜去皮，洗净，切片；香葱洗净，切末，备用。

2. 锅置火上，加适量水烧开，放入面条煮熟，捞出，用冷水冲一下过凉，捞出控水，备用。

3. 起锅热油，烧至五六成热，下鸡胗片，用筷子划开，炒至七八成熟时捞出。

4. 锅留底油，放入洋葱丝、丝瓜片，大火快炒至半熟时放入胗肝片，加盐、白糖和适量清水，倒入面条，再炒片刻，最后撒上香葱末炒匀即可盛出。

孕期水肿

医生常常叮嘱孕期要保证饮水，孕早期时还好，到了孕中晚期，稍微多喝点水整个人就肿了起来，尤其是双腿变得粗粗的，用手指一按肉又塌下去了。真是每逢喝水胖三斤哪！那么这种情况到底是怎么回事呢？

一分钟认识孕期水肿

孕期随着胎宝宝的生长发育，孕妈妈体内的血浆和组织间液体会不断增加，尤其到了孕中晚期，体内水分贮留会更加明显，而日益增大的子宫还会压迫下腔静脉使血液回流受阻，这样就会引起不同程度的下肢水肿。正常情况下，水肿经一晚睡眠休息后就可消退，这种情况属于生理性水肿，不会影响胎宝宝发育，产后能自愈。如果未消退，则可能是疾病因素引起的，如妊娠性高血压综合征、妊娠毒血症、肾病、心脏病等都有可能引起水肿，这时孕妈妈应及时就医治疗。

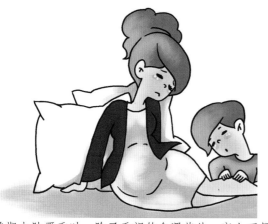

▲ 孕期水肿严重时，除了重视饮食调节外，家人可帮孕妈妈按摩一下双腿，以减轻不适感。

孕期水肿这样吃

对于孕期水肿，平时饮食应清淡，少吃动物性脂肪，减少盐的摄入量，忌用辛辣调料。同时，还要保证充足均衡的营养，足量摄取蛋白质，多吃新鲜蔬菜和水果，适当补充钾元素。

◎ **严格限盐**。水肿严重者应严格控制每日盐的摄取量，限制在2～4克，忌吃咸菜、咸蛋等盐分高的食品。

◎ **增加蛋白质饮食**。蛋白质长期摄入不足，会导致低蛋白血症，出现水肿等症状。女性在整个孕期都要保证蛋白质的足量摄取，以减轻水肿症状。建议孕妈妈多吃鸡肉、鱼肉、各种瘦肉、海鲜、蛋类、奶制品、大豆制品等高蛋白食物。

◎ **高钾饮食**。钾可促进人体新陈代谢，帮助消除因妊娠所导致的水肿问题。建议孕妈妈多吃香蕉、西芹、薯类、橙子、葡萄干、菌菇类等富含钾的食物。

Tips

去水消肿的三大利器

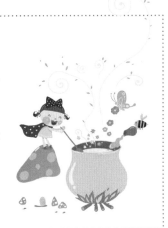

◎冬瓜。冬瓜钠盐含量较低，具有利尿功效，对孕期水肿有食疗作用，可达到消肿而不伤正气的效果。

◎红小豆。红小豆中钾含量较高，还含有大量的皂角苷，二者都具有良好的利尿作用，对孕期水肿有明显的改善效果。

◎鲤鱼。鲤鱼是利水消肿的常用食物，对孕期水肿有不错的效果。

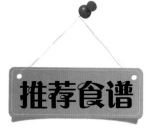

推荐食谱

枸杞冬瓜汤

材料： 冬瓜300克，枸杞子适量

调料： 盐少许

做法：

1. 冬瓜洗净，去皮、去子，切成小丁，备用；枸杞子用适量清水浸泡至软，捞出，备用。

2. 锅置火上，倒入适量清水，放入冬瓜丁烧开，加入枸杞子稍煮一会儿，加盐调味即可。

黑豆鲤鱼汤

材料： 鲤鱼1条（约300克），黑豆30克，生姜2片

调料： 盐少许，油适量

做法：

1. 将黑豆洗净，用适量清水浸泡3小时左右；鲤鱼去鳞、腮、内脏，洗净，用厨房纸巾吸干表面的水分，备用。

2. 起锅热油，放入鲤鱼略煎一下。

3. 锅中加适量清水，放入浸泡好的黑豆、生姜片，以大火煮沸后，再转小火煮至黑豆软烂，加盐调味即可盛出。

孕期失眠

随着胎宝宝的生长发育，孕妈妈的腹部日益膨胀起来，一些烦恼也随之而来。每天晚上翻来覆去睡不着，好不容易睡着了过一会儿又被惊醒，很难再次入睡。时间久了，孕妈妈会出现头晕、头痛、记忆力减退、免疫力下降、内分泌失调等一系列表现。这种情况属于孕期失眠。

孕期失眠是怎么回事

孕期失眠是指无法长时间保持睡眠状态或根本无法入睡而致睡眠不足的情况。怀孕后，女性体内的激素水平会发生巨大变化，这是导致孕期失眠的常见原因；到了孕中晚期，增大的子宫会压迫膀胱而致尿频，夜尿频繁也会导致失眠；孕中晚期因缺钙造成的腿脚抽筋也会引起失眠；睡前精神过于亢奋以及刺激性食物都会加重失眠。

很多失眠的孕妈妈多会表现为：入睡困难、睡中惊醒、疲劳、反应迟缓、内分泌失调等，严重者可能会表现出憔悴、呆滞、体质下降、消化不良、极度疲劳，甚至造成焦虑性失眠。孕期失眠若得不到及时解决，随着情况的加重，不仅会影响到孕妈妈自身的抵抗力，还会加重不良情绪，时间久了，必然会间接影响到腹中胎宝宝的健康。

孕期失眠吃点啥

◎**牛奶**。牛奶中含有色氨酸，色氨酸是一种人体必需氨基酸，进入人体后会促使大脑分泌一种神经传导物质，使人产生困倦，促进睡眠，有助于提高睡眠质量。建议孕妈妈每晚临睡前喝一杯热牛奶，以改善失眠状况。

◎**小米**。小米有养心安神的功效，适量食用小米能有效缓解孕妈妈紧张的精神，缓解疲乏，改善失眠，提高睡眠质量。

◎**全麦食品**。全麦食品中含有丰富的B族维生素，B族维生素相互间有协同作用，能调节新陈代谢，增强神经系统的功能，消除烦躁不安，改善睡眠。燕麦、糙米、全麦面包等都可以选择。

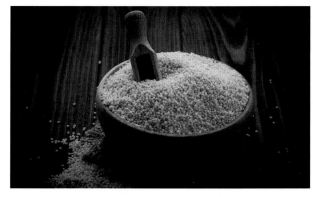

▲ 小米有安神作用，孕期失眠时，不妨经常吃点小米粥。

Tips

美味提示

　　小米含有丰富的维生素 B_1，可缓解孕期疲劳和不适感，进而改善因孕期疲劳、不适造成的失眠，起到安神助眠的作用。不喜欢甜味或者血糖高的孕妈妈，可不加白糖。

　　牛奶中含有色氨酸，色氨酸能发挥镇静作用，安抚神经，改善孕期失眠。燕麦片中含有维生素 B_1，能起到与小米一样优异的安眠作用。经常失眠的孕妈妈不妨试试这道奶香蛋花燕麦糊。

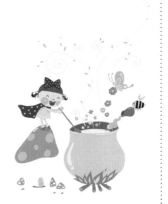

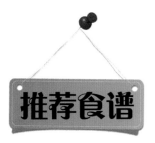

推荐食谱

奶香蛋花燕麦糊

材料： 燕麦片 50 克，牛奶 500 毫升，鸡蛋 1 个，葡萄干适量

调料： 白糖适量

做法：

1. 将鸡蛋打入容器中，用打蛋器打散成蛋液，备用。

2. 将牛奶放入锅中煮沸，放入燕麦片，拌匀。

3. 加白糖调味，淋入蛋液，撒上葡萄干即可出锅。

红薯小米粥

材料： 红薯 50 克，小米 100 克

调料： 白糖适量

做法：

1. 红薯去皮，洗净，切小块；小米洗净，用适量清水稍微浸泡一下。

2. 锅置火上，加入适量清水，放入小米，用大火煮至米粒绽开。

3. 放入红薯，转小火煮至粥浓稠时，可加入白糖调味即可。

妊高症

随着生育政策的放开，越来越多的妈妈想生二胎，可是很多问题也紧随而至，比如高龄孕育导致孕期疾病明显升高。妊高症就是常见的严重影响母婴健康的孕期疾病，同时也是孕产妇和围产儿病死率升高的主要原因。如果不幸患上妊高症，孕妈妈该怎么办呢？请参考以下内容。

妊高症究竟是怎么回事

妊高症，即"妊娠期高血压疾病"，是妊娠与血压升高并存的一组疾病。宽泛地说，只要孕妈妈有高血压的情况，就属于妊高症的范畴。准确地说，妊高症分为五种情况：妊娠期高血压、子痫（表现为抽搐、头痛、眼花、恶心、呕吐、上腹不适等）前期（有轻度和重度之分）、子痫、妊娠合并慢性高血压、慢性高血压并发子痫前期。每一种情况的确诊具体请参照医生的诊断。

诱发妊高症的危险因素包括年龄、体重、家族病史、

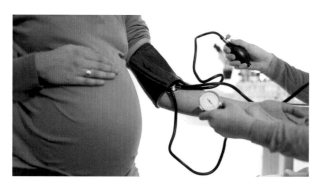

▲ 孕期必须定期进行产前检查，以便及早发现妊高症的征兆。

生活方式等。对于妊高症患者，必须定期做产检，并严格遵医嘱用药，否则可能会导致心脏、肝脏、肾脏、脑等多个器官的并发症，胎宝宝的生长发育也会受到影响，严重时甚至会导致孕妇死亡。除了治疗外，孕妈妈还应在日常生活中改掉不良生活习惯，严格控制体重。从孕28周起，孕妈妈每周的体重增长应控制在500克左右。如体重增加过快，同时合并水肿，必须立刻就医。

妊高症妈妈饮食三忌

◎ 严格限盐。盐是妊高症的大忌，患者日常饮食要清淡，必须遵医嘱严格控制盐的摄入量，不要吃太咸的食物。

◎ 限制糖分和脂肪的摄入量，严格控制体重增长。糖分高、脂肪含量高的食物容易导致肥胖，此类食物必须少吃或不吃，如动物油脂、奶油蛋糕、动物内脏、鱼子、鸡皮等。另外，每餐都不能过饱，要做到饮食有度。建议日常饮食适当增加粗粮的摄取量，如玉米、小米、豆类、荞麦等。

◎ 避免摄取辛辣食物，以防加重病情。

Tips

美味提示

芹菜的营养价值很高，含有维生素、铁、钾等多种营养素。钾是帮助稳定血压的常用物质，常吃芹菜对妊高症有益。另外，芹菜还能促进肠道蠕动，对孕期便秘也有效。

莲子和绿豆都具有清热作用，并能帮助降低血压，可缓解孕期血压升高的情况。但情况较重的妊高症必须及时就医，单纯靠饮食很难将血压维持在正常水平。另外，烹调所用的百合为食用百合，不经常下厨房做饭的孕妈妈要注意区分，避免误食。

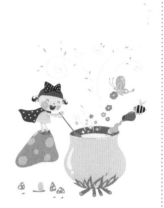

推荐食谱

绿豆芹菜蛋花汤

材料： 绿豆 50 克，芹菜 50 克，鸡蛋 1 个

调料： 盐少许

做法：

1. 绿豆洗净，用适量清水浸泡 2 小时。

2. 芹菜择去叶，洗净，切末；鸡蛋取蛋清，打散。

3. 锅置火上，加适量清水，放入绿豆，煮至绿豆熟烂，放入芹菜末搅匀，煮沸后倒入蛋清推匀，最后加盐调味即成。

百合莲子绿豆粥

材料： 大米 200 克，干百合 25 克，莲子 50 克，绿豆 50 克

调料： 冰糖少许

做法：

1. 将大米用清水洗净；干百合用适量清水浸泡至软，洗净，掰成小块；莲子洗净。

2. 锅内加适量清水烧开，放入大米、莲子、绿豆煮开。

3. 煮至米烂粥熟时放入百合，加冰糖调味，待冰糖融化后即可关火盛出。

孕期胀气

怀孕后，经常感觉肚子里胀胀的，抑制不住地打嗝，要么就是不停地放屁，太尴尬了，尤其是在公众场合时。这种情况叫做胀气，是孕期常见的一种现象。那么，孕期为什么更容易胀气呢？胀气时又该进行怎样的饮食调理呢？

孕期为什么更容易胀气

孕期胀气主要与生理因素有关。怀孕后，女性体内激素水平发生变化，黄体素的分泌明显活跃起来。黄体素虽然可以抑制子宫肌肉的收缩以防止流产，但同时也会使肠道蠕动减慢，影响人体排泄功能，导致胀气、便秘等问题。尤其到了孕中期以后，逐渐增大的子宫会将胃推向上方，压迫直肠，造成肠道水分被过度吸收，形成排便困难。当便秘严重时，胀气也会更加明显。

另外，饮食习惯的改变以及活动量不足也会加重胀气。饮食方面，比如，摄取较多容易产生气体的食物，过多摄入高蛋白、高脂肪食物导致的消化不良，都会加重胀气；蔬菜和水果摄取不足，也会造成粪便在肠道内滞留，引起便秘而加重胀气。

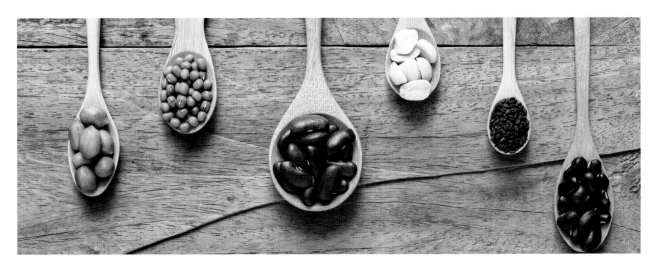

▲ 豆类食物虽然营养丰富，但容易产气，孕期胀气时应避免食用。

Tips

美味提示

容易发生胀气的孕妈妈平时可经常吃些富含膳食纤维的食物，小白菜就是不错的选择，不但能缓解胀气，还能改善孕期便秘。

孕期发生胀气时饮食尽量清淡，避免摄取不易消化的高蛋白饮食，多吃些膳食纤维含量较高的青菜，每次少吃一些，尽量少食多餐。另外，由于绿叶青菜多含有草酸，为防影响钙质流失，烹制前最好用沸水汆烫一下，以去除草酸。

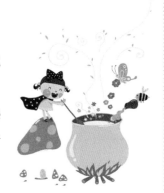

推荐食谱

香菇小白菜

材料： 小白菜 500 克，鲜香菇 100 克

调料： 鸡汤 200 毫升，盐、油、水淀粉适量

做法：

1. 小白菜摘好，洗净，放入沸水中汆烫一下，捞出，过凉，切长段，备用。

2. 鲜香菇洗净，切薄片。

3. 锅置火上，加油烧至六成热，放入香菇片炒熟，盛出。

4. 另起锅置火上，倒入鸡汤，加盐，放入小白菜段，略煮，放入香菇，以水淀粉勾芡即可盛出。

青菜钵

材料： 菜心 300 克，肉末适量

调料： 盐、油、高汤适量

做法：

1. 菜心洗净，放入沸水中汆烫一下，捞出过凉，将菜心切碎，备用。

2. 起锅热油，放入肉末炒香。

3. 将切好的菜心放入砂锅中，加入高汤、炒好的肉末，以大火煮开，再转中小火煮一会儿。煮的过程中不要加盖。

4. 煮熟后加盐调味即可。

孕期便秘

孕期易发生便秘，即使平常很少便秘的女性怀孕后也容易发生便秘，尤其是孕早期和孕晚期更易发生便秘。这种情况属于孕期便秘。

孕期便秘是这样发生的

孕期便秘多发生在孕早期和孕晚期。孕早期，女性体内的孕激素水平不断升高，使肠平滑肌的张力减弱，导致肠蠕动变慢，引起便秘。另外，妊娠反应会影响进食，造成失水，也会引起便秘。到了孕晚期，逐渐增大的子宫对肠道的压迫会越来越严重，腹腔内压增高，胃肠蠕动减弱，使粪便在大肠停留的时间延长，水分被回吸，导致大便干结，难以排出。再加上孕妈妈腹部肌肉的部分纤维断裂，造成腹肌无力，因此此时更容易出现便秘。

孕期便秘影响大吗

孕期便秘会导致孕妈妈食欲不振、胃口不开，如果不能正常饮食，就会因营养供给不足而影响胎儿发育。如果便秘比较严重，会导致下腔静脉受压引发血液回流受阻而发生痔疮，可能还会导致腹痛、腹胀，严重者甚至会诱发肠梗阻，引起直肠脱垂，引发流产或早产，危及母胎安危。更有甚者还会影响分娩，分娩时堆积在肠道中的粪便会阻碍胎儿下降，导致产程延长甚至诱发难产。

便秘了怎么吃

孕期便秘其实是可以预防的，平时养成良好的生活习惯，并在饮食上多加注意，通常都能起到预防作用。但如果注意预防后仍然经常便秘，那么就要去医院就诊，切不可自行用药，以免延误病情。

在饮食上，孕妈妈可多吃富含纤维素的食物，如水果、蔬菜、五谷杂粮等；还要吃富含油脂的食物，以保持肠道润滑；保证饮水充足，防止粪便变得干硬而难以排出；适量摄入酸奶，以获得对肠道有益的乳酸菌。

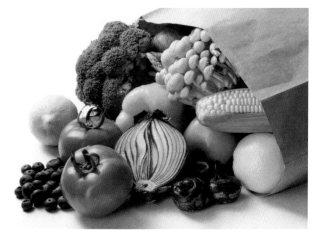

▲ 孕妈妈要多吃水果、蔬菜，利于排便。

Tips

美味提示

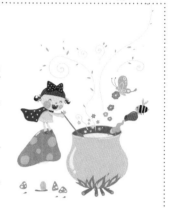

　　孕期便秘除了充足饮水，通常还需要摄入油脂以及膳食纤维才能得到缓解。秀珍菇和油菜都含有大量的膳食纤维，能促进肠道蠕动，帮助粪便排出，对孕期便秘有益。

　　芦笋是高纤维食物，同样是对抗孕期便秘的优异食材。三文鱼中除了含有可缓解便秘的油脂外，还含有DHA不饱和脂肪酸等益智成分，对胎儿脑发育也有益。

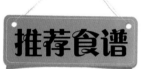

推荐食谱

油菜炒秀珍菇

材料：秀珍菇 200 克，油菜 200 克

调料：盐、油适量

做法：

1. 油菜洗净，放入沸水中余烫一下，捞出过凉，用刀从中间纵向切开，备用。

2. 秀珍菇去蒂，洗净。

3. 起锅热油，放入秀珍菇以大火快速翻炒，待炒熟时放入切好的油菜一起合炒，加盐调味即可盛出。

芦笋炒三文鱼

材料：芦笋 200 克，三文鱼 100 克，白芝麻适量

调料：酱油、淀粉、盐、白糖、油各适量

做法：

1. 芦笋削去根部老茎，洗净，斜刀切段，备用。

2. 三文鱼洗净，去鳞、切块，用淀粉、水、酱油抓匀，腌制约 10 分钟左右。

3. 起锅热油，放入三文鱼块煎一下，放入芦笋段同炒，加酱油、白糖再炒一会儿，加少许盐调味，用水淀粉勾薄芡，撒上白芝麻即可盛出。

腿脚抽筋

大多数孕妈妈在孕中晚期都容易出现腿脚痉挛的情形，尤其易在夜间发生，清晨起床伸懒腰时也会发生。这种情况俗称腿脚抽筋，多为小腿肚和脚部肌肉发生痛性收缩。

孕期为什么更易腿脚抽筋

孕期发生腿脚抽筋通常有两个方面的原因。一方面，可能与腿部肌肉负担增加有关。进入孕中晚期之后，孕妈妈体重明显增加了许多，双腿负担加重，尤其是小腿部位的肌肉经常处于绷紧和疲劳状态，因此更容易发生腿脚抽筋。

另一方面，可能与体内缺钙有关。胎儿在生长发育过程中需要大量的钙质，这些钙质都从母体摄入的食物中供给。如果食物中钙供给不足，就要动员母体贮备的钙来补充胎宝宝所需要的钙。如果母体贮备钙不足或者母体本身吸收钙质的能力低弱，就会造成血中钙质含量的降低，以致引起肌肉痉挛。另外，体内缺乏维生素 D 也会造成缺钙，引起痉挛。如果母体缺钙比较严重，孕妈妈还会发生手足抽搐和骨质软化症。

你可能需要补钙了

如果腿脚抽筋确定是缺钙造成的，那么孕妈妈在日常饮食中就要多吃富含钙的食物，如鱼、虾、虾皮、贝类、奶制品、豆制品等。另外，补钙的同时还要注意摄入足够的维生素 D，以促进钙的吸收和利用。由于食源性维生素 D 较少，因此建议孕妈妈多晒太阳。当腿脚抽筋比较严重时，孕妈妈就要考虑就医，并在医生指导下服用钙剂作为辅助补充。

▲ 腿脚抽筋快速恢复法：把从腿到脚跟的部位绷直，然后慢慢把脚趾往脚面的方向勾。

Tips

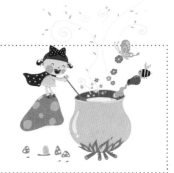

腿脚抽筋快速恢复法

当出现腿脚抽筋时，孕妈妈不要紧张，先要把从腿到脚跟的部位绷直，然后慢慢把脚趾往回勾，这样可减轻抽筋症状、有助于驱除疼痛。

推荐食谱

油爆河虾

材料：河虾300克，姜、葱各适量

调料：料酒、盐、白糖、酱油、油各适量

做法：

1. 河虾去须和虾脚，洗净，沥干水分；姜洗净，切丝；葱去皮，洗净，切成葱花。

2. 起锅热油，放入姜丝爆香，再放入葱花，倒入处理好的河虾快速翻炒。

3. 烹入料酒，加白糖、酱油、盐调味，再翻炒片刻即可盛出。

豆干彩椒炒小鱼干

材料：小鱼干50克，豆干2块，青椒半个，红彩辣半个，葱、蒜各适量

调料：盐、白糖、油各适量

做法：

1. 小鱼干用适量清水浸泡10分钟左右，至泡软为止，捞出沥干；豆干洗净，切丝；青椒、红彩椒洗净，切丝；葱、蒜均切末。

2. 起锅热油，将小鱼干放入锅中炒干，放入葱末、蒜末炒匀。

3. 放入豆干丝炒至水分收干，再放入青椒丝、红彩椒丝炒匀，最后加盐及白糖调味即可。

养胎安胎

怀胎十月，并不总是那么顺利，孕早期容易流产，孕晚期容易早产，要想安安稳稳度过整个孕期，就要注意养胎安胎，防止胎宝宝出现任何闪失。

哪些情况宜安胎

流产和早产是孕期最需要防范的两个问题。流产是指怀孕不足 28 周胎儿提前产出的情况。早产是指怀孕满 28 周但不足 37 周时发生的分娩。除了胚胎发育不全引起的流产以及严重危及母胎生命安全必须终止妊娠的情况，整个孕期都应尽量保胎。为防意外，当存在以下情况时，孕妈妈一定要遵医嘱安胎。

◎孕早期出现阴道见红或流血、下腹疼痛。这是流产征兆，此时应尽快就医，如果条件具备，可遵医嘱进行保胎治疗。

◎孕妈妈有子宫颈松弛、子宫肌瘤、双角子宫、纵隔子宫等情况，应注意安胎。

◎孕期合并有急性或慢性疾病或孕期并发症，在疾病不影响母胎生命安全的前体下，应遵医嘱安胎。

◎在满孕 37 周前出现有规律、频繁的子宫收缩，一定要尽快就医，注意安胎，以防早产。

◎当腹部直接受撞击、创伤时，必须及时就医，并在医生指导下进行保胎。

◎有胎盘前置、胎盘早期剥离、羊水过多、羊水过少、多胎妊娠等情况时，要注意休养，做好安胎。

养胎安胎这样吃

◎维生素 E 医学上常采用来治疗先兆流产，其主要功能是促进脑垂体前叶促性腺分泌细胞功能、增强孕酮的作用。建议孕妈妈平时要多吃些富含维生素 E 的食物，如各种坚果、谷类、豆类、牛奶、鱼及各种植物油等。

◎整个孕期都要保持备孕时养成的饮食好习惯，以免影响胎宝宝发育，诱发流产、早产或死胎。如，不吃辛辣刺激性食物；绝对不能饮酒；避免食用罐头食品、腌制食品以及可能受到各种污染的食品等。

◎少吃高糖食物，以免造成体内糖代谢紊乱而致妊娠糖尿病。

◎尽量避免食用易致敏食品，过敏性体质者更要注意。

Tips

美味提示

维生素 E 能增强孕酮的功能，起到养胎安胎的功效。而黄豆就是富含维生素 E 的食物，孕妈妈卧床安胎期间适量摄取黄豆及其制品都有益于安胎，防止意外发生。

花生、红小豆也含有维生素 E，同样具有安胎效果。另外，红小豆还具有利水消肿的作用，适量摄取对孕期水肿也有效。

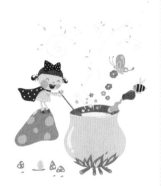

推荐食谱

黄豆焖猪蹄

材料：猪蹄 1 个，干黄豆 50 克，蒜、姜各适量

调料：盐、油适量

做法：

1. 干黄豆洗净，提前用适量清水浸泡一晚至软。

2. 猪蹄洗净，斩成大块，放入沸水中余烫，以去除血水。

3. 蒜、姜均洗净，切成末。

4. 锅置火上，加适量油烧热，放入蒜、姜末爆香，加适量清水，放入猪蹄及浸泡好的黄豆，以大火煮开，加盐调味，盖盖，转中小火焖熟即可。

花生红豆煲鸡爪

材料：鸡爪 6 个，花生、红小豆各 30 克，姜适量

调料：盐适量

做法：

1. 将鸡爪洗净，去掉爪尖。

2. 将花生、红小豆分别洗净，分别用适量清水浸泡 10 分钟左右，备用。

3. 姜洗净，切片。

4. 砂锅置火上，将花生、红小豆、姜片、鸡爪一起放入，加适量清水，以大火煮沸后放入盐调味，再转小火炖 1 小时左右即可。

顺利分娩

十月怀胎，一朝分娩。自然分娩的过程会消耗女性大量的体力和能量。产前必须有足够的能量供给，这样才能保证子宫收缩良好，并将宝宝顺利娩出。产前适当饮食能增加女性的产力，促进产程的发展，利于顺产。

🧑 一分钟了解三个产程

自然分娩通常分为三个产程，第一产程会出现宫缩和阵痛，第二产程胎儿娩出，第三产程胎盘娩出。

◎**第一产程从规律宫缩开始到宫口开全为止。**所需的时间最长，初产妇一般需要 11 ~ 12 小时，经产妇则需 6 ~ 8 小时。宫缩引发的阵痛会让女性痛苦不堪，但应尽量避免喊叫，以保存精力和体力。这个产程不需要用力，宫缩间隙时间相对长一些。

◎**第二产程是指从宫口开全至胎儿完全娩出这段过程，又称胎儿娩出期。**时间因人而异，初产妇约需经历 1 个多小时，经产妇经历时间会短一些。此时子宫收缩更加强烈，每次宫缩持续时间变长，间歇期变短。胎头会随着宫缩逐渐从阴道露出，但又会在宫缩间歇期缩回阴道，需要消耗大量的体力才能将胎儿顺利娩出。

◎**第三产程，将胎盘娩出。**

🧑 吃对了分娩更顺利

第一、第二产程是胎宝宝娩出的过程，消耗最大，必须注意通过饮食补充体力。第三产程时，只需将胎盘娩出，不会消耗太多体力，不必饮食。

◎**第一产程。**趁宫缩间隙期间及时补充能量，以备在第二产程时有力气分娩。尽量吃高热量、易消化的食物，食物应稀、软、清淡、易消化，建议吃富含碳水化合物性的食物，如蛋糕、面条、面包、粥。这类食物在体内的供能速度较快、效率最高，在胃中停留的时间短，一般不会在宫缩时引起不适或恶心、呕吐。

◎**第二产程。**第二产程需要不断用力，容易体力不支，不愿进食，注意补充水分和能量，适当喝点果汁或菜汤，吃些高能量、易消化的食物，如牛奶、红糖水、糖粥、巧克力等。

Tips

美味提示

临产时喝些粥既易消化，又方便及时补充体力，使孕妈妈有足够力气完成分娩过程。另外，这道红枣海带粥还能起到补血润肠的效果，除了分娩前，孕期的其他阶段也可适量食用。

苋菜中含有大量的铁，进入人体后有利于合成红细胞中的血红蛋白，对人体造血功能有助益，适合临产前食用。另外，苋菜氽烫时要迅速，避免时间太长，以防破坏其中的营养成分。

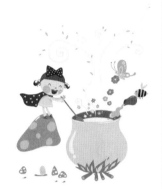

推荐食谱

红枣海带粥

材料： 大米 100 克，淡海带 100 克，红枣 5 颗

调料： 白糖适量

做法：

1. 淡海带洗净，切末；红枣洗净，用适量温开水浸泡至软，去核，备用。

2. 大米淘洗干净，放入锅中，将海带末都放入锅中，加适量水煮粥，待粥熟时放入红枣，再加白糖调味即可。

苋菜粥

材料： 苋菜 250 克，大米 100 克

调料： 盐适量，香油少许

做法：

1. 苋菜洗净，放入沸水中氽烫，捞出过凉，切丝，备用。

2. 大米淘洗干净，放入锅中，加适量清水煮粥，粥熟时加盐调味，再加入苋菜略煮一下，最后淋上香油即可。

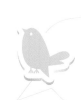

营养配比
要均衡

蛋白质——生命发育的初始物质

蛋白质是构成人体组织器官的物质基础，没有蛋白质，胎宝宝的生长发育就会停止，孕妈妈的健康也会受到影响。为了维持正常的妊娠，整个孕期都应重视蛋白质的充足摄取。

身体中最重要的物质基础

蛋白质是胎宝宝细胞分化、器官形成的最基本物质，人体的肌肉、神经、血液、内脏、毛发、酶、激素以及抗体都是由蛋白质所构成，孕妈妈足量摄取蛋白质能维持胎宝宝上述组织器官的正常发育。蛋白质一旦缺乏就会导致胎宝宝发育和组织发展异常，诱发发育不良。严重缺乏时，胎宝宝出生后还会患先天性营养不良，出现发育不全、关节肿大等情况。

增强免疫——加固人体最强大的抵御系统

蛋白质是人体免疫系统防御功能的物质基础，尤其是活性免疫球蛋白、乳铁蛋白等免疫物质，更能有效增强孕妈妈自身的免疫能力，增强孕期抗病能力，抵抗流感等疾病。蛋白质还能通过胎盘传递给胎宝宝，提高孩子的先天免疫能力。孕期一旦蛋白质摄取不足，就会影响免疫细胞和抗体的形成，导致免疫力下降，各种传染疾病趁虚而入，伤口也不易修复，还会出现容易疲劳、体力下降、骨质疏松、皮肤失去弹性等表现。

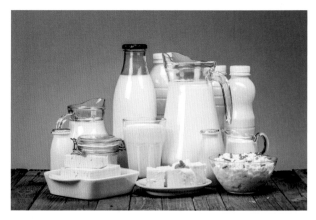

▲ 富含蛋白质的食物。

Tips

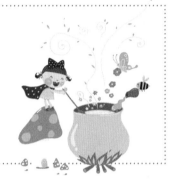

助力先天脑发育

研究显示，人脑的大部分都由蛋白质构成，只有保证蛋白质的充分摄取，才能有效促进胎宝宝的脑发育。孕期补充蛋白质对胎宝宝的脑发育具有重要作用。

推荐食谱

豆腐虾仁鸡蛋羹

材料： 北豆腐 1 块，虾仁 10 个，香菇 6 朵，鸡蛋 2 个，香葱适量

调料： 盐适量，香油少许

做法：

1. 北豆腐搅打成泥状；香菇去蒂，洗净，切丁；虾仁切丁；香葱切末。

2. 鸡蛋打入豆腐泥中，搅拌均匀。

3. 将虾仁丁、香菇丁一同倒入豆腐泥中，加盐搅拌均匀。

4. 将豆腐泥盛入碗中，放入蒸锅中大火蒸约 10 分钟，出锅后在撒少许香葱末，滴几滴香油即可。

鲫鱼豆腐汤

材料： 鲫鱼 2 条，嫩豆腐 1 块，姜片、葱段各适量，香葱末适量

调料： 盐、油适量

做法：

1. 鲫鱼去内脏、去鳞、去鳃，剪去鱼鳍和鱼尾，洗净，沥干水分。

2. 锅置火上，加适量清水烧开，放入嫩豆腐余烫 3 分钟左右，捞出，切块。

3. 起锅热油，放入鲫鱼煎至两面金黄，出锅。

4. 锅置火上，加适量清水，烧开后转小火，放入鲫鱼、姜片、葱段，加煮 20 分钟左右，放入嫩豆腐、盐，继续煮 10 分钟左右，撒上香葱即可出锅。

钙——拥有天生好骨骼的基础营养

怀孕后，如果你经常腰腿酸疼、便秘，腿脚容易抽筋，睡觉还爱磨牙，那么你有可能是缺钙了。缺钙不要紧，及时补回来就行，预防通常采取食补，缺乏时可能就要加点钙片了。

孕期缺钙你会怎么样

轻微的缺钙对普通人一般不会产生重大影响，但孕期一旦缺钙，很快就会反映到女性的健康上来。比如：孕期钙摄入量不足，胎儿会从母体骨骼中夺走钙，缺钙会引起关节及骨盆疼痛、骨质疏松等问题，还会增加软骨病的发病率，导致骨盆畸形，甚至诱发难产；到孕中晚期会出现腿脚抽筋的表现；孕妈妈的牙齿会逐渐变黄、易龋；易并发妊高症。

钙对胎宝宝有什么好处

钙是构成骨骼与牙齿的基础物质，孕妈妈体内缺乏钙质也会对胎宝宝造成发育损伤，导致胎宝宝先天骨发育不良，生长迟缓，易发生骨骼病变，还会造成出生后牙齿形成不良，甚至为各种牙病埋下隐患。只有充足的钙，才能维持胎宝宝骨骼和牙齿的发育，并预防先天性佝偻病。

钙究竟该怎么补

单纯补钙效率很低，食物中的植酸和草酸会影响钙质吸收，导致大部分钙质会随粪便排出。因此补钙时最好避免吃菠菜、苋菜等这些草酸含量高的蔬菜。维生素 D、比例合理的磷等都可促进人体对钙的利用吸收，补钙的同时维生素 D、磷不能缺乏。

补钙并非越多越好，过量摄取钙质易导致孕妈妈患高钙血症，使胎宝宝头骨过早钙化而提前闭合，引发难产，影响日后的身高和脑发育。通过正常的饮食获取钙通常不会出现过量问题，大量服用钙片等补充剂则存在过量风险，因此钙补充剂一定要在医生指导下服用。平时还是建议孕妈妈多吃小鱼、虾、瘦肉、禽肉、蛋类、豆制品、奶及奶制品等富含钙质的食物。

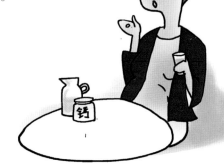

▶ 缺钙严重时，孕妈妈可服用钙片等钙补充剂，但一定要在医生指导下服用。

Tips

科学合理的获取方式

小鱼干是钙质最丰富的食物之一，当孕妈妈体内钙质不足时，可经常用小鱼干这样的高钙食材烹制美食来享用。

鲜虾钙质较为丰富，是常用的补钙食物。另外，虾肉中还含有大量优质蛋白，同样是妊娠期间不可缺少的营养。

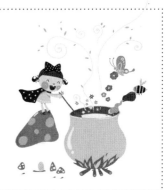

推荐食谱

苦瓜排骨炖鱼干

材料： 小鱼干 200 克，苦瓜 50 克，排骨 100 克，豆豉 50 克，葱 2 根，姜片适量

调料： 盐适量，高汤 500 克

做法：

1. 苦瓜洗净，纵向切成两半，去籽，切成长条状，放入沸水中氽烫一下，捞出；葱切段；小鱼干、豆豉均洗净。

2. 排骨洗净，放入沸水中氽烫，捞出，备用。

3. 锅置火上，加入高汤，放入排骨、姜片、葱段，煮至七成熟时，放豆豉、苦瓜、小鱼干，加盐调味，再略煮一会儿即可。

煎虾饼

材料： 鲜虾 300 克，胡萝卜、杏鲍菇各 100 克，葱花适量

调料： 盐、油适量

做法：

1. 胡萝卜、杏鲍菇分别洗净，切丝，放入沸水中氽烫，捞出，挤干水分，切成末。

2. 鲜虾洗净，挑去虾线，剥出虾仁，剁成泥，备用。

3. 将虾泥、胡萝卜末、杏鲍菇末、葱花、盐放在一起搅拌均匀。

4. 起锅热油，放入虾泥做成冰状，煎至两面微黄即可。

维生素 A——优异的视觉保护者

维生素 A 是一种脂溶性维生素，又称视黄醇。视黄醇，通过名字就能看出，这是一种对视力有益的营养物质。孕期适量摄取，可促进胎宝宝的视觉发育。

想要好皮肤，补点维生素 A

怀孕后，由于体内激素水平的变化，多数孕妈妈皮肤会变差，还会长出妊娠斑，而维生素 A 具调节人体上皮组织细胞生长的功能，适量补就能保持皮肤湿润，防止皮肤黏膜角质化，预防妊娠斑。

这样补充更安全

维生素 A 普遍存在于动物性食物中，比如牛肉、猪肉、动物肝脏、奶制品、蛋类、鱼肉等。适量摄取这些食物基本能满足每天所需的维生素 A 的量。植物性食物中所含的 β－胡萝卜素进入人体后也可转化为维生素 A，通过这种方式补充维生素 A 的效果也不错。富含 β－胡萝卜素的食物有胡萝卜、南瓜、红薯、苋菜、杏、芒果等。但在摄取植物性食物时，最好搭配一些动物性食物，这样更利于营养吸收。

一般通过正常的饮食即可获取足够的维生素 A，孕妈妈不必额外补充。但如果确实严重缺乏，必须在医生指导下服用维生素 A 补剂。

视觉发育全靠它

女性怀孕后视力一般会有所减弱，而维生素 A 可维持正常的视觉功能，此时可适当补充维生素 A 以预防视力减退，促进胎宝宝视觉发育。

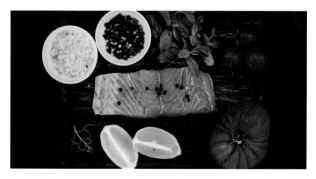

▲ 鱼肉中维生素 A 含量丰富，对胎儿视觉发育有益。

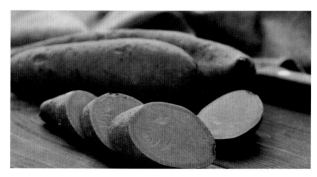

▲ 红薯中丰富的 β－胡萝卜素进入人体后可转化为维生素 A。

Tips

美味提示

动物内脏是维生素 A 的主要食物来源，适量摄取对胎儿的视觉发育有益。但动物内脏通常热量较高，孕期食用要控制好摄取量。

牛肉中含有大量的维生素 A，胡萝卜中的胡萝卜素进入人体后还可转化为维生素 A。而且荤素食搭配，更利于人体对营养物质的吸收利用。另外，料酒经过高温烹制会挥发掉，孕妈妈不必担心酒精问题。

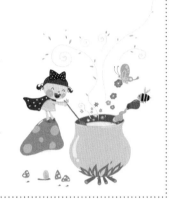

推荐食谱

黑木耳炒猪肝

材料：猪肝 250 克，黑木耳 25 克，葱、姜各适量

调料：料酒、盐、油各适量，香油少许，水淀粉 1 大匙

做法：

1. 将黑木耳用适量清水浸泡，泡发好之后择洗干净。

2. 猪肝洗净，切成薄片，放入水淀粉搅拌，抓匀；葱切末；姜切丝。

3. 锅置火上，加水煮沸，放入猪肝余烫一下，捞出，控水。

4. 起锅热油，大火烧至八成热时，放入猪肝片快速翻炒，加料酒、葱末、姜丝、盐，煸炒至猪肝熟透，盛出。

5. 锅留底油，放入黑木耳，用大火快炒，炒至黑木耳熟时倒入猪肝回锅继续炒，淋香油拌匀即可出锅。

胡萝卜土豆烧牛肉

材料：牛腩 400 克，土豆 1 个，胡萝卜 2 个，葱、姜各适量

调料：酱油、料酒、花椒、八角、盐、油各适量，白糖少许

做法：

1. 牛腩洗净，切成 1 厘米见方的块，放入沸水中余烫，以去除血水，捞出，备用；葱切段；姜洗净，切片；土豆去皮，洗净，切滚刀块；胡萝卜洗净，切滚刀块。

2. 起锅热油，放入花椒、八角、葱段、姜片炒出香味后，放入牛腩翻炒均匀。

3. 烹入料酒，放入酱油，翻炒均匀，倒入适量清水没过牛肉，以大火煮沸，再转小火继续煮至牛腩软烂。

4. 将土豆块、胡萝卜块放入锅中，继续煮 25 分钟，加盐、白糖翻炒均匀，收至汤汁浓稠即可出锅。

维生素 B₁——不可多得的精神性维生素

维生素 B₁ 又称硫胺素，对人体神经组织及精神状态具有重要影响，因此维生素 B₁ 常常被称为精神性维生素。另外，摄取充足的维生素 B₁ 对妊娠十分有益，如果孕妈妈长期缺乏维生素 B₁ 会使肌肉衰弱无力，分娩时子宫收缩缓慢，延长产程，增加生产困难。

让孕妈妈拥有好情绪

维生素 B₁ 能维护神经系统的完整，强化脑神经，舒缓脑疲劳。怀孕后，随着体内激素水平的改变，女性的情绪也会有一些变化。不良情绪会影响胎儿发育，适量补充维生素 B₁ 有利于控制情绪。

孕期拥有好胃口

维生素 B₁ 能刺激消化腺分泌消化液，增进食欲，促进胃肠蠕动，改善孕期食欲不振、消化不良、便秘等情况，对孕妈妈消化系统健康有益。

对抗孕期疲劳

女性在怀孕期间容易出现疲倦、健忘、焦虑不安等表现，摄取足量的维生素 B₁ 能通过清除体内堆积的乳酸消除人体的疲劳感，缓解孕期肌肉疲劳、疼痛。

食补是最安全的获取方式

谷类、豆类、干果、酵母、硬壳果类等食物中

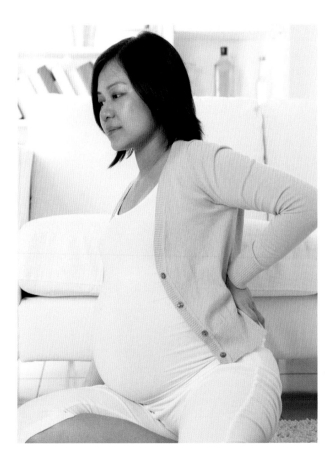

▲ 如果孕妈妈经常感觉疲倦、倦怠，建议通过饮食补充维生素 B₁ 加以改善。

都含有丰富的维生素 B_1，尤其在谷类的表皮部分含量更高，因此建议孕妈妈多吃未经精加工的谷类食物，如糙米、燕麦、胚芽米、小米、豆类等。另外，豆制品、花生、芝麻、猪肉、蛋类、动物肝脏、鸡肉、牛奶、绿叶蔬菜、香菇等食物也是维生素 B_1 不错的食物来源。

Tips

当心！别过量

维生素 B_1 虽然属于水溶性维生素，能被人体代谢出去，不会长期大量贮存在体内，但过量摄取也会对孕妈妈造成不利影响，长期过量摄取会出现不适反应。

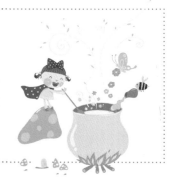

推荐食谱

五彩豆粥

材料： 黑豆、红小豆、绿豆、黄豆、紫米各 50 克

调料： 冰糖少许

做法：

1. 黑豆、红小豆、绿豆、黄豆、紫米洗净，分别用清水浸泡两个小时，备用。

2. 将浸泡好的黑豆、红小豆、绿豆、黄豆、紫米连同浸泡的水一同放入锅中，以大火煮开后，转小火，煮至豆子熟烂，放入冰糖调味即可。

果味双豆糙米粥

材料： 糙米 100 克，红小豆、绿豆、紫米各 50 克，苹果、梨各 30 克，葡萄干适量

调料： 冰糖少许

做法：

1. 糙米、红小豆、绿豆、紫米分别洗净，用适量清水浸泡一小时。

2. 苹果、梨洗净，去皮，切小块，备用。

3. 将浸泡好的糙米、红小豆、绿豆、紫米全部放入锅中煮成粥。

4. 将苹果块、梨块一同放入粥锅中，加入冰糖，煮至融化后再加入葡萄干拌匀即可。

维生素 B₂——小生命发育不可或缺

维生素 B₂ 也叫核黄素，属于水溶性维生素，不会蓄积在体内，这是我国居民最容易缺乏的一种维生素，必须经常补充。孕期摄取充足的维生素 B₂，不仅有利于孕妈妈护理皮肤，还能保证胎宝宝正常的生长发育。

从孕早期开始补充

怀孕期间，母体代谢旺盛，对维生素 B₂ 的需要量也有明显增加。研究发现，怀孕 4 个月尿中维生素 B₂ 排量明显下降，而分娩后就迅速回升。这说明孕期会消耗掉大量的维生素 B₂。维生素 B₂ 摄取不足或缺乏，会引起孕早期妊娠呕吐以及早产儿发生率增加，导致胎宝宝生长发育迟缓。因此，从孕早期开始必须重视维生素 B₂ 的补充。

孕晚期缺乏，当心孩子日后患口角炎

维生素 B₂ 能促进皮肤细胞的成长与再生，孕期一旦缺乏维生素 B₂ 就会出现能量和物质代谢紊乱，表现为口角炎、唇炎、舌炎、脂溢性皮炎等。尤其是孕晚期如果缺乏维生素 B₂，就会导致胎儿出生后发生舌炎和口角炎。

安全高效的摄取方式

怀孕期间，维生素 B₂ 通过日常饮食摄取即可，一般不必额外补充。维生素 B₂ 不易贮存在体内，孕妈妈可经常吃些含量丰富的食物，如瘦肉、动物肝脏、动物肾脏、鱼、贝类、蛋类、牛奶、奶酪、香菇、黑木耳、花生、芝麻、栗子、未经精制的谷类及绿叶蔬菜等。其中，动物性食物中的维生素 B₂ 含量比植物性食物中的含量高，尤其是动物内脏中的维生素 B₂ 含量更为丰富。

维生素 B₂ 本身没有毒性，但长期大量摄取可能会引起孕妈妈瘙痒、麻痹、刺痛、灼热等不适感。如果孕妈妈确实需要额外补充维生素 B₂，可在医生指导下服用维生素 B₂ 补充剂。

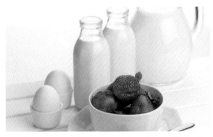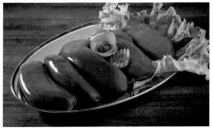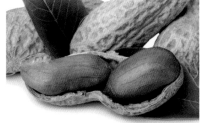

▲ 牛奶、豆制品、猪腰、花生等食物中都含有丰富的维生素 B₂。

Tips

美味提示

维生素 B₂ 广泛存在于各类食物中，其中以肉类食物含量最为丰富，绿叶蔬菜中含量也比较可观。这道什锦炒肉丁维生素 B₂ 含量丰富，孕妈妈可经常食用。

猪腰、栗子中都含有大量的维生素 B₂，孕期适量摄取可促进胎宝宝的正常生长发育，还可改善孕妈妈脾胃虚弱。

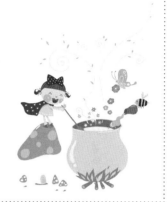

推荐食谱

什锦炒肉丁

材料： 猪瘦肉 30 克，苹果 1 个，西红柿 1 个，芹菜 1 根，豌豆粒、玉米粒各 50 克

调料： 盐、油适量

做法：

1. 苹果洗净，切丁，用盐水浸泡一下，捞出，沥干水，备用；芹菜洗净，去叶、切丁，备用；西红柿洗净，放入沸水中汆烫一下，捞出，去皮、切丁。

2. 猪瘦肉洗净，切小块。

3. 起锅热油，烧热后将肉丁放入锅中翻炒，放入芹菜丁炒香，加入苹果丁、西红柿丁、芹菜丁及豌豆粒、玉米粒快速翻炒，加盐调味，稍微炒一下即可盛出。

栗子猪腰粥

材料： 栗子 50 克，猪腰 300 克，大米 100 克，姜适量

调料： 盐适量，白糖少许

做法：

1. 栗子洗净，用刀切成两半，去壳；大米洗净；姜洗净，切片，备用。

2. 猪腰洗净，切丁，放入沸水中汆烫，去除腥臊味，捞出，备用。

3. 锅置火上，加适量清水，放入大米、姜片，以大火烧开，再转小火熬煮半小时左右，放入栗子、猪腰丁，继续熬煮至熟，加盐调味，出锅。喜欢甜味的孕妈妈，食用前可放入适量白糖调味。

维生素 B_{12}——保障妊娠安全的造血功臣

维生素 B_{12} 因含有金属元素钴，又称钴胺素。与铁、叶酸一样，维生素 B_{12} 也是人体造血材料之一，是预防巨幼细胞性贫血的重要营养素。由于维生素 B_{12} 是一种水溶性维生素，不容易贮藏在体内，因此必须及时补充。

强大的造血功能

孕期是贫血的高发阶段，除了缺铁性贫血，巨幼细胞性贫血也是孕期极易发生的一类贫血。当孕妈妈身体内缺乏维生素 B_{12} 时，叶酸在人体内的利用率就会降低，这就有可能导致妊娠巨幼细胞性贫血。这种类型的贫血会造成胎宝宝出现严重生理缺陷。因此孕妈妈应注意补充维生素 B_{12}，以保证红细胞的再生与成熟，使人体造血功能处于正常状态，从而防止孕期发生恶性贫血。

维持胎儿正常发育

维生素 B_{12} 参与人体内蛋白质、脂肪与糖类的代谢，有利于促进蛋白质的合成，维持胎宝宝正常的生长发育，尤其对胎宝宝中枢神经系统的完善具有重要意义。

贫血时遵医嘱用药

如果出现巨幼细胞性贫血征兆，孕妈妈就要在医生指导下服用维生素 B_{12} 补充剂。不过，注意不要过量摄取，以防对人体造成一定的毒副作用，比如出现哮喘、湿疹、荨麻疹、面部浮肿、寒颤等过敏反应，也可能并发神经兴奋、心前区痛和心悸等。另外，维生素 B_{12} 过量还会导致叶酸缺乏，影响胎儿神经发育，加重孕妈妈贫血。

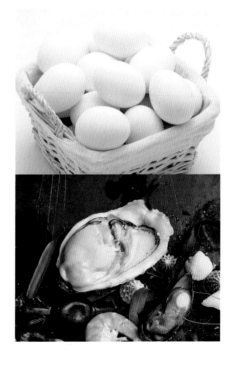

牛奶、蛋类、鱼虾、贝类等食物都是维生素 B_{12} 的优质食物来源。

Tips

食补更安全

维生素 B_{12} 是人体每天需要量较少的一种营养素，通过饮食摄取一般即可满足需求。维生素 B_{12} 通常存在于动物食物中，如牛奶、肉类、鸡蛋、动物内脏、鱼、虾、贝类、干酪等。建议孕妈妈多吃上述食物。

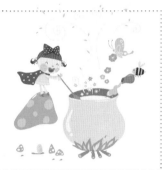

推荐食谱

莲子红枣煲猪心

材料： 猪心 1 个，莲子 60 克，红枣 10 个，姜适量

调料： 盐适量

做法：

1. 莲子洗净，用适量清水浸泡一下，去心，备用；红枣洗净，用适量清水浸泡一下，去核；姜洗净，切片。

2. 猪心洗净，切片，放入沸水中汆烫，以去除血水，捞出，备用。

3. 砂锅置火上，将猪心、姜片、莲子放入砂锅中，以大火煮开，再转小火煲 2 小时左右，至莲子绵软，放入红枣，加盐调味即可出锅。

丝瓜炒蛤蜊

材料： 丝瓜 300 克，蛤蜊 200 克，姜适量

调料： 盐、油适量

做法：

1. 将丝瓜去皮，洗净，切滚刀块；姜洗净，切丝，备用；蛤蜊放入适量清水中，加盐泡一会儿，让蛤蜊吐沙，洗净，备用。

2. 起锅热油，放入丝瓜，以大火快速翻炒，加盐调味，盛出，备用。

3. 起锅热油，放入姜丝爆香，放入蛤蜊快速炒至蛤蜊壳张开，将炒好的丝瓜倒入，拌匀，收汤即可盛出。

维生素 C——兼具美肤益智的免疫元素

维生素 C 因具有抗坏血病的作用而得名"抗坏血酸"。实际上，维生素 C 对妊娠的益处远大于此。它集孕期护肤、促进胎儿脑发育、提高孕期免疫力等功能于一体。需要提醒一点，维生素 C 属于水溶性维生素，能在短时间内被代谢出体外，需要及时补充。

促进胎宝宝脑发育

在胎宝宝脑发育关键期，孕妈妈摄取充足的维生素 C 可提高胎宝宝脑功能敏锐性，促进胎宝宝的智力发育。研究证实，人脑是人体中维生素 C 含量最多的部位，血液中的维生素 C 含量与智力有着密切关系。若不注意从饮食中供给维生素 C，就可能造成胎宝宝大脑发育不良，甚至导致脑功能紊乱。因此，孕妈妈应注意补充维生素 C。

筑建孕期免疫力

维生素 C 是有名的强效抗氧化剂，可抵抗自由基对人体细胞的伤害，同时还参与免疫球蛋白的合成，可有效提高孕妈妈的免疫系统功能，预防孕期患病。

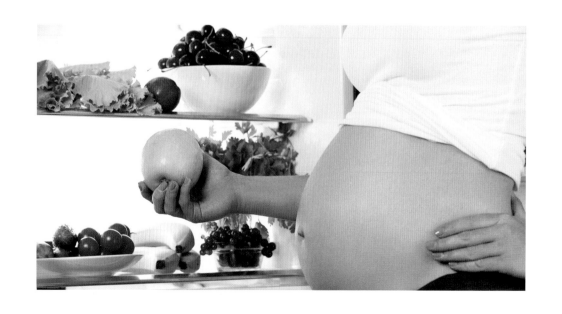

维生素 C 不耐高温，对于富含维生素 C 的食物最好尽量选择能直接食用的蔬果。

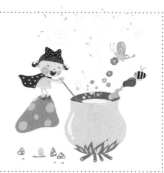

Tips

保护皮肤，让你随时美美地

维生素 C 优异的抗氧化作用可防止黑色素沉积产生妊娠斑，具有良好的美白抗斑作用，并能促进晒后皮肤的修复。另外，维生素 C 还能促进铁吸收，改善缺铁性贫血，让孕妈妈拥有好气色。

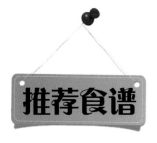

推荐食谱

甜橙柠檬汁

材料： 橙子 5 个，柠檬半个

调料： 蜂蜜、盐适量

做法：

1. 橙子洗净，去皮，切块备用。

2. 用盐搓洗柠檬，将柠檬洗净，取一半带皮切块，备用。

3. 将切好的橙子块、柠檬块分别放入榨汁机中榨汁。

4. 将榨好的橙汁、柠檬汁按自己的口味喜好以一定比例混合在一起，再加蜂蜜搅拌均匀即可饮用。

柠檬瓜条

材料： 黄瓜 2 根，柠檬半个

调料： 柠檬汁 3 大匙，白糖 1 大匙，盐少许

做法：

1. 黄瓜洗净，去皮，切成瓜条，放入盘中，撒盐腌一会儿，以去除黄瓜中的水分；柠檬用盐搓洗干净，取一半切片，备用。

2. 将柠檬汁、白糖一同放入碗中，搅拌均匀至白糖溶化，备用。

3. 应凉开水冲洗瓜条，以去除盐分，沥干水后放入盘中，上面放上柠檬片，浇上柠檬白糖汁，拌匀入味即可食用。

维生素 D——钙磷吸收好搭档

维生素 D 最主要的功能就是通过调节钙和磷代谢来影响骨骼发育。就骨骼的形成而言，钙有多重要，维生素 D 就有多重要。

骨骼牙齿都需要

维生素 D 能使钙通过肠黏膜吸收到血液中，还能调节磷吸收，维持血中钙和磷的正常浓度，促进血中的钙沉积于新骨形成的部位，有利于骨质钙化。孕期保证维生素 D 充足，能促进钙与磷被更好地吸收，使胎宝宝通过胎盘从母体获得充足的钙，使胎宝宝的骨质正常钙化，并促进牙釉质发育健全。另外，充足的维生素 D 还能预防孕妈妈因骨骼脱钙而发生骨质软化症和骨质疏松症。

预防先天性佝偻病

充足摄取维生素 D 可预防胎宝宝发生先天性佝偻病。佝偻病是由于维生素 D 摄取不足引起钙、磷代谢紊乱产生的一种以骨骼病变为特征的全身慢性营养缺乏性疾病，严重影响骨骼发育，还会残留不同程度的骨骼畸形。先天性佝偻病大多与妈妈在怀孕期间长期生活在密闭的空调环境里、户外活动较少致使维生素 D 摄取不足有关。因此，孕妈妈必须注意获取充足的维生素 D，以预防孩子患先天性佝偻病。

安全又高效的补充方式

维生素 D 是脂溶性维生素，能贮藏在人体的脂肪内，不需每天补充。维生素 D 过量，孕妈妈会出现异常口渴、呕吐、眼睛发炎、皮肤瘙痒、频尿、腹泻等不适。最有效的补充方式是晒太阳，皮肤在阳光紫外线的刺激下能生成维生素 D。维生素 D 的食物来源并不多，主要有沙丁鱼、金枪鱼、小鱼干、动物肝脏、蛋类、菇类等。另外，必要时，孕妈妈可遵医嘱服用维生素 D 补充剂。

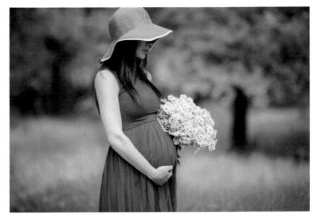

▲ 晒太阳可有效获取维生素 D，但要做好防晒工作。

牛磺酸——组织器官发育的维持者

牛磺酸是一种含硫氨基酸，能加速胎宝宝体内各种组织的新陈代谢和各类器官的生长发育。研究表明，牛磺酸可促进胎儿脑组织和智力发育，使脑神经细胞总数增加，并促进神经细胞网络形成，使脑功能发育趋于完善，提高神经传导和视觉机能，同时还能防止女性孕期记忆力减退。牛磺酸还能促进钙和脂肪等营养素的吸收，利于胎宝宝骨骼发育。

由于人体内合成牛磺酸的辅酶活性较低，无法满足孕期的全部需要，因此孕妈妈最好通过饮食来补充。牛磺酸天然存在于食物中，尤其是海鲜和肉类，建议孕妈妈平时多吃牛肉、动物内脏、海藻、牡蛎、蛤蜊、沙丁鱼、墨鱼、虾、海带等食物。

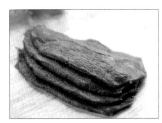
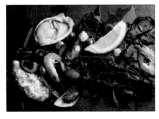

▲ 牛肉及各种海产品中都含有较为丰富的牛磺酸。

卵磷脂——母胎养脑都需要

卵磷脂是人体必需的一种脂肪酸，由磷酸、甘油、脂肪酸和胆碱等成分组成。怀孕期间，如果孕妈妈体内卵磷脂不足，母体内的羊水中卵磷脂含量就相应不足，这会阻碍胎宝宝细胞的发育，而且会出现各种障碍，如胎儿发育不全、先天畸形，可能还会导致流产和早产。孕期摄取充足的卵磷脂对胎宝宝大脑及神经系统发育有益，能增加胎宝宝的脑容积，促进胎宝宝脑神经系统发育。卵磷脂还能联合碘、铁、钙等营养素提高脑活力，改善女性孕期记忆力减退，健全神经组织，预防孕期神经衰弱、情绪紧张等情况。

通常，孕妈妈只要不偏食、不挑食基本就能从饮食中获取孕期所需的卵磷脂，含卵磷脂的食物主要有黄豆、玉米、蛋黄、动物肝脏、核桃、肉类等。必要时，孕妈妈还可在医生指导下服用卵磷脂补充剂进行额外补充。

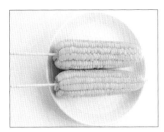
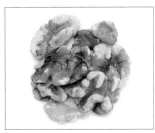

▲ 除了蛋黄外，玉米、核桃等食物中也含有一定量的卵磷脂。

DHA——来自食物的天然"脑黄金"

DHA 全称为二十二碳六烯酸，俗称"脑黄金"，是一种长链不饱和脂肪酸。该脂肪酸分子结构中有 22 个碳原子、6 个双键，而且第一个双键出现在倒数第 3 个碳原子上，因此属于 ω-3 脂肪酸。在天然食物中，DHA 常与另外一种 ω-3 脂肪酸共存，即 EPA（二十碳五烯酸）。但 DHA 更受关注，这是因为 DHA 与胎儿的大脑发育和视神经形成有着密切联系。孕期足量摄取 DHA 还有助于增强孕妈妈记忆力，预防早产。

🧑 DHA 与胎儿发育息息相关

研究表明，DHA 是大脑皮层和视网膜的重要组成部分，与神经和视力关系密切，它通过胎盘进入胎宝宝的肝脏及大脑，优化胎宝宝大脑锥体细胞磷脂的构成成分，从而促进大脑发育，而且对视网膜光感细胞的成熟也有重要作用。孕期母体及胎宝宝对 DHA 的需要量较多，如摄入不足，极易影响胎宝宝大脑及视网膜发育，造成胎宝宝发育迟缓，还会造成低体重儿、营养不良和早产。

🧑 来自营养师的摄取建议

DHA 主要来源于各种海鱼、鱼油、海藻、核桃、松子、葵花子、腰果、榛子、猪肝等食物。另外，α-亚麻酸进入人体后也能合成 DHA，α-亚麻酸主要存在于各种植物油中，如亚麻籽油、紫苏油、大豆油、菜籽油等。

为满足孕期 DHA 的需要，孕妈妈应多吃富含 DHA 的食物。从孕中期开始，孕妈妈应保证膳食中平均每天有 50 ～ 100 克的鱼虾等海产品。同时还要在食用油多样化的基础上，选用部分亚麻籽油或紫苏油。这样基本就能获得足够的 DHA，满足胎宝宝的脑发育需求。如果体内严重缺乏 DHA，孕妈妈可以遵医嘱服用补剂来额外补充 DHA。

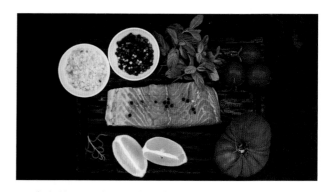

▲ 海鱼是 DHA 的主要食物来源。

Tips

美味提示

与普通鳕鱼不同，银鳕鱼是一种珍贵的深海鱼类，营养价值极高，含有 DHA、ARA 等不饱和脂肪酸，蛋白质、维生素、矿物质含量也很丰富，对妊娠极为有益。

三文鱼是 DHA 的丰富食物来源，对胎宝宝的脑细胞发育具有促进作用，建议孕妈妈定期食用。

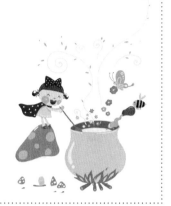

推荐食谱

豆腐烧银鳕鱼

材料： 银鳕鱼 400 克，豆腐 1 块，葱 1 根，姜适量

调料： 盐、酱油、油各适量，料酒 1 大匙，干淀粉适量

做法：

1. 银鳕鱼去鳞，洗净，加入料酒，撒上一些干淀粉抓匀；豆腐切成小块；葱切段；姜切片。

2. 起锅热油，放入银鳕鱼以小火煎一会儿，待两面煎黄时盛出备用。

3. 另起锅热油，放入葱段、姜片，待炒出香味后加入酱油，放入煎好的银鳕鱼，加适量清水没过鱼肉，转中火烧开，放入豆腐块，熟后加盐调味，关火盛出。

什锦三文鱼炒饭

材料： 米饭 300 克，菠萝 1 个，三文鱼 100 克，胡萝卜 50 克，豌豆粒少许，鸡蛋 1 个，葱适量

调料： 盐、油适量

做法：

1. 菠萝切开，去掉硬心，取出果肉；三文鱼洗净，切成丁；胡萝卜洗净，切成丁；葱切成葱花；将鸡蛋打散成蛋液。

2. 起锅热油，放入鸡蛋液，边炒边搅拌，炒成碎蛋块，盛出，备用。

3. 锅中放油烧热，依次放入三文鱼丁、胡萝卜翻炒几下，然后继续放入豌豆粒翻炒，再加入米饭用锅铲打散翻炒，加盐调味，撒上菠萝丁、葱花、碎鸡蛋块，翻炒均匀即可出锅。

膳食纤维——掌控便便、血糖的"多面手"

近些年，膳食纤维在营养学界的地位日趋攀升，从昔日"无营养物质"一跃成为与蛋白质、脂肪、碳水化合物、维生素、矿物质、水六大营养素并列的第七类营养素。那么它究竟神奇在哪里？对妊娠又有何益处呢？

帮助排便，维持"菊花"健康

膳食纤维是一种不能被人体消化的物质，分为水溶性纤维与非水溶性纤维。水溶性纤维主要有果胶原、果胶酸、果胶等；非水溶性纤维包括纤维素、半纤维素、木质素等。其中，水溶性纤维具有吸水溶胀性，这一特性决定其进入肠道后吸收水分体积增大，刺激肠道蠕动，并软化粪便，增强排便欲望，增加排便次数，减少粪便在肠道中的停留时间，起到预防便秘的作用，还能降低肛门周围的压力，使血流通畅，进而预防孕期痔疮生成。

控制血糖，预防妊娠糖尿病

果胶是膳食纤维中常见的一种，与淀粉类食物混合时，会使碳水化合物吸收减慢，延迟胃排空时间，并改变肠蠕动速度，抑制饭后血糖过快升高。果胶在肠道内还会形成一种凝胶状物质，能使消化酶和碳水化合物均匀混合，延缓肠道对单糖物质的消化吸收，从而降低血糖，有利于预防妊娠糖尿病。

科学合理地摄取

孕期均衡饮食一般就能获取足量的膳食纤维，蔬菜、水果、未经精加工的五谷杂粮、菌藻类等食物中都含有丰富的膳食纤维，不必额外补充。但膳食纤维也不宜过量摄取，否则会造成腹胀、消化不良等不适，还会影响人体对钙、铁、锌等营养的吸收，降低蛋白质的消化吸收率。

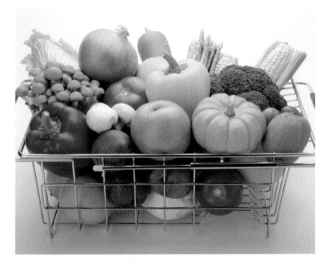

▲ 新鲜蔬果是获取膳食纤维的理想食物。

Tips

控制食量，管理体重

水溶性纤维在胃中会吸水膨胀，体积迅速增大，让人产生饱腹感，减少对高脂肪、高热量食物的摄取和吸收。这对控制孕期膳食能量非常有效，避免体重增长过快，还能防止巨大儿。

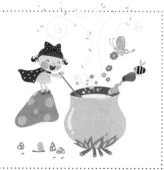

推荐食谱

肉丝芦蒿炒金针菇

材料： 猪瘦肉 50 克，芦蒿 200 克，金针菇 150 克，姜适量

调料： 料酒、盐、酱油、油各适量，白糖少许

做法：

1. 芦蒿洗净，切段；金针菇去根，择洗干净，沥干水分；姜洗净，切片；猪瘦肉洗净，切丝，备用。

2. 起锅热油，放入姜片爆香，放入猪肉丝炒至变色，烹入料酒，加酱油拌匀，先放入芦蒿翻炒几下，再放入金针菇，加盐和白糖调味，以大火快炒一会儿至金针菇半熟状，即可盛出食用。

奶香蔬菜汤

材料： 西红柿 2 个，洋葱、芹菜、胡萝卜、面粉各 50 克，土豆 100 克，牛奶 200 毫升

调料： 盐 1 小匙，白糖、黄油各半小匙，面粉少许，高汤、油适量

做法：

1. 西红柿洗净，放入沸水中余烫一下，以去除外皮，捞出，切块；洋葱洗净，切丝；胡萝卜洗净，切丁；土豆去皮，洗净，切丁；芹菜去叶，洗净，切丁。

2. 起锅热油，放入西红柿，加少许清水，炒成浓汤，放入土豆丁、洋葱丁、胡萝卜丁、芹菜丁翻炒一下，加高汤煮至土豆软烂，盛出，备用。

3. 另起一锅置火上，放入黄油化开，加面粉炒匀，再冲入牛奶煮开，倒入煮好的蔬菜及汤汁，煮开后加盐、白糖调味即可。

春季怀孕这样吃

四季饮食
区别对待

俗话说，春困秋乏，如果赶在春天怀孕，容易产生疲劳感而使嗜睡更加严重，应通过饮食补充体力，缓解疲劳不适。另外，春季天气逐渐变暖，病菌也容易滋生，饮食上应注意增强免疫力，以预防流行病。春季饮食整体上要清淡一些，注意饮水，保持肠道畅通，具体还应重点关注以下几点。

4 大营养助长你的免疫力

春天，随着气温逐渐升高，更容易滋生病菌，而且多变的气候会直接影响人体上呼吸道黏膜的防御功能，全身的抗病能力也会下降，当孕妈妈体质不佳时，病菌、病毒等就会乘虚而入，稍不注意就会引起风疹、感冒等流行病。风疹是致畸的危险因素，流感也会增加致畸风险。因此，春季怀孕的女性应侧重通过饮食增强自身免疫力，预防各种流行病。

春天孕妈妈应多吃高蛋白食物，如鱼、鸡、肉、蛋、奶等食物，以提高身体机能，有利于防病。富含维生素 C 和维生素 A 丰富的食物能帮助孕妈妈抵抗病毒，并保护呼吸道的功能，抵御各种致病因素的侵袭，建议多吃富含维生素 C 和维生素 A 的食物。另外，维生素 E 有提高人体免疫力的作用，可多吃核桃、芝麻等富含维生素 E 的食物。

疲劳、倦怠，维生素 B₁ 来帮忙

春季孕妈妈更容易感觉疲劳，而维生素 B₁ 能清除体内堆积的乳酸，消除疲劳感，缓解孕期疲劳、肌肉疼痛。因此，孕妈妈要注意饮食中维生素 B₁ 的摄取。

可能需要更多的叶酸

在我国经济不发达地区，春季蔬菜比较匮乏，孕期无法通过饮食获取足量的叶酸。因此，即使过了备孕期间和孕早期，孕妈妈也应适当补充叶酸，以预防胎宝宝神经管畸形。不过，孕中后期对叶酸的摄取要遵医嘱，不要私自服用。

▲ 春季本就容易困乏，如果赶在春季怀孕，孕妈妈的倦怠感会更明显。

Tips

美味提示

　　菇类的营养价值较高，而且在体内易生燥热的春季，适当摄取菇类可补充膳食纤维，预防便秘。核桃仁含维生素 E、不饱和脂肪酸等物质，具有补脑、养胎的作用，同样适合孕妈妈食用。

　　春季营养要均衡，食物品种应尽量丰富，保证各种维生素的摄取，同时还不能过于油腻，这道清淡的小炒非常适合孕妈妈在春季食用。

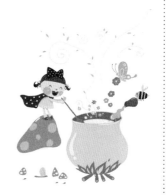

推荐食谱

核桃仁炒平菇

材料： 鲜平菇 300 克，核桃仁 150 克，葱花、姜丝各适量

调料： 高汤、料酒、盐、水淀粉、油各适量

做法：

1. 将鲜平菇洗净，去蒂，撕成小片；核桃仁用开水浸泡，去皮。

2. 锅内倒油加热，放入葱花和姜丝煸香，再放入平菇、核桃仁翻炒几下，加入盐、高汤，翻炒入味，用水淀粉勾芡即可。

彩椒豆皮炒豆芽

材料： 绿豆芽 150 克，豆腐皮 200 克，青红彩椒、葱丝、姜丝各适量

调料： 盐 1 小匙，香油 2 小匙，油适量

做法：

1. 绿豆芽洗净，沥干；豆腐皮切丝。

2. 青红彩椒洗净，去籽，取适量切丝。

3. 油锅烧热，放入葱丝、姜丝炒香，加入豆腐皮、绿豆芽炒至绿豆芽熟时，放入盐、香油炒匀，撒上青红彩椒丝即可。

夏季怀孕这样吃

夏季天气炎热，孕期饮食应重视消暑，并保证营养均衡。另外，炎热容易没胃口，孕妈妈要注意保持食欲，适量吃些开胃水果，但要控制糖分摄取。在饮食安排上，具体要做到以下几点。

少量多餐 + 多样化饮食

孕期胃口不好的时候尽量少食多餐，尤其是炎热的天气，每天至少进食四次，每次间隔不要过长。另外，饮食要清淡，品种也应尽量多样化，尤其要保证优质蛋白如蛋、鱼、鸡等的摄入，荤素要搭配，保证各种营养素的均衡摄取。

合理饮食应对暑热

孕期身体燥热，再加上夏季天气炎热，孕妈妈很容易缺水、中暑，因此饮食上要注意防暑，适当增加蔬菜及绿豆汤的摄入量。不要贪食大量冷饮、冰淇淋等生冷食物，以免影响消化或引起血管收缩，影响胎盘供血。

夏季便秘早预防

夏季身体容易燥热，孕妈妈比其他季节更容易便秘。为防便秘，孕妈妈平时应多喝水，还应多摄取能预防便秘的食物，如富含膳食纤维的新鲜蔬菜、瓜果以及新鲜豆制品等。

糖，你控好了吗

夏季是水果上市的旺季，当胃口不开的时候，很多孕妈妈往往用水果代替正餐，不管什么水果，一吃就是半斤。虽然孕期吃水果没有绝对禁忌，但大量食用任何一种水果都不可取。这是因为大部分水果含糖量较高，而脂肪和蛋白质含量却相对不足，过多摄入水果不仅容易造成妊娠糖尿病，还会影响胎宝宝生长发育所必需的蛋白质的摄入。孕妈妈夏季吃水果最好选择在两餐之间，每日最多不能超过 200 克，还应尽量选择含糖量低的水果，或以西红柿、黄瓜等亦蔬亦果的低糖食物代替。另外，在吃水果的同时，一定要避免其他高糖食物的摄取。

▶ 暑热正盛时，孕妈妈可适量喝些绿豆汤来解暑。

Tips

美味提示

西芹富含膳食纤维，适量摄取可促进胃肠蠕动，预防孕期便秘。百合具有安神、防暑等功效，十分适合夏天食用以防暑热。

绿豆是解暑佳品，可放暑热伤身，孕妈妈也可适量摄取。绿豆与排骨搭配，既能摄取到肉类营养，还能防止肉食引起体内燥热。

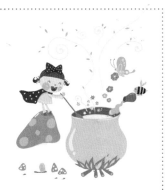

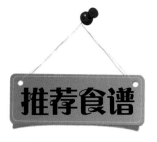
推荐食谱

绿豆排骨汤

材料：排骨 300 克，绿豆 50 克，生姜 2 片

调料：盐适量

做法：

1. 排骨放入沸水中余烫一下，取出冲洗干净。

2. 将排骨放入砂锅中，加入适量清水没过排骨，放入姜片，以大火煮开。

3. 放入绿豆，煮开后转小火，继续煮 45 分钟，关火前放盐调味。

西芹百合

材料：西芹 350 克，干百合适量，葱花、姜丝各适量

调料：盐、高汤、油各适量

做法：

1. 将西芹去老茎、叶，洗净，先剖细，再斜刀切段；干百合用清水泡发，冲洗干净，备用。

2. 将西芹段、百合分别放入沸水中余烫一下，西芹捞出放入凉水中过凉，再捞出沥干。

3. 起锅热油，烧至六成热时，放入葱花、姜丝爆香，然后捞出葱、姜不要，下入西芹、百合、盐、高汤，快速翻炒，炒匀即可。

秋季怀孕这样吃

金秋气候宜人，温度适宜，孕妈妈会比其他季节感到舒适，但此时也不宜盲目乐观，在保证营养充足摄取的基础上仍要注意防病，在饮食上应遵循以下几个原则。

控制饮食量

一般到了秋季，孕妈妈的食量会偏大，稍不注意就会吃多。为防孕期体重增长过快，秋季应注意控制食量，尤其是有妊高症的孕妈妈更要注意。饮食应尽量清淡，少吃油腻厚味的食物，还可以选择营养丰富同时又有利于控制血压的食物，如山药、百合、莲子等。

平衡膳食

秋季的孕期饮食仍要注意合理营养及平衡膳食，保证每种营养素的供给充足，各种营养素之间的搭配比例适宜，尤其是胎宝宝生长发育所需的蛋白质、脂肪、维生素、矿物质等营养素更要充足摄取。

关注肠道健康

秋季是肠道疾病的高发季节，尤其是便秘、腹泻更是经常发生。秋天气候干燥，孕妈妈如果不注意饮食调理，极容易发生便秘。因此，孕妈妈不能为了贴秋膘就随意饮食，平时应少吃油腻食物，肉类摄取要适量，并适当增加新鲜水果和蔬菜的比例。另外，一定要多喝水，防止粪便干燥引起便秘。另外，秋季是各种瓜果成熟的季节，但此时天气逐渐转凉，昼夜温差大，如果过量吃瓜果，同时又不注意食品卫生，那么抵抗力差的孕妈妈就容易腹泻。腹泻严重时会刺激宫缩，宫缩严重则会导致早产。因此，孕妈妈秋季一定要注意预防便秘、腹泻等肠道高发病。

秋季进补别盲目

秋季天气转凉，孕妈妈适当进补是必要的，但最好吃些温和、清淡的食物，如莲藕、银耳、黑木耳等，少吃羊肉等燥热的食物，尤其不能用人参、鹿茸等名贵药材进补。

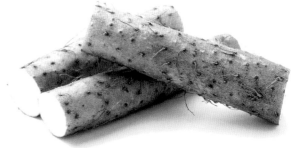

▲ 脾胃虚弱的孕妈妈，秋季切不可随意进补，否则会进一步加重脾胃负担，此时最宜吃些山药，以补益脾胃。

Tips

美味提示

秋天干燥，容易引起过敏、皮肤瘙痒，孕妈妈适量摄取银耳、黑木耳、菇类等食物可润燥通便，放瘙痒和便秘。

这道粥可滋阴润燥，对呼吸道及胃肠都有益，尤其适合秋季干燥时食用。

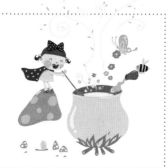

推荐食谱

木耳口蘑瘦肉粥

材料： 大米半杯，瘦猪肉 50 克，口蘑 30 克，黑木耳、银耳各 15 克，香菜少许

调料： 盐适量

做法：

1. 口蘑洗净，切片；大米、黑木耳、银耳分别洗净，用清水泡软。

2. 瘦猪肉洗净，剁成末，入沸水中余烫一下；香菜洗净，切碎。

3. 将大米放入锅内，加入适量清水，用大火煮沸，再放入口蘑、黑木耳、银耳、猪肉末，加盐调味，转小火煮至米、肉熟烂，出锅后撒上香菜即可。

金针银耳炒牛肉

材料： 牛肉 250 克，银耳 40 克，胡萝卜 40 克，黑木耳 40 克，金针菇 20 克，葱段适量

调料： 料酒、盐、白糖、水淀粉、蚝油、油各适量

做法：

1. 将牛肉洗净、切片，加入料酒、油、盐、白糖、水淀粉腌制 15 分钟；将银耳和黑木耳用清水浸泡，泡好后捞出摘净；胡萝卜切成片。

2. 将金针菇、银耳、胡萝卜、黑木耳分别用沸水余烫一下。

3. 锅内倒油烧热，下葱段煸香，放入牛肉炒至八成熟，装盘。

4. 锅内倒油烧热，下葱段煸香，放金针菇、黑木耳、银耳、胡萝卜片，加蚝油、盐、白糖炒匀，放入牛肉炒入味即可出锅。

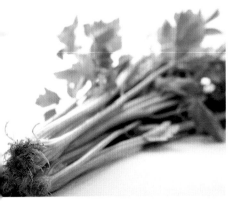

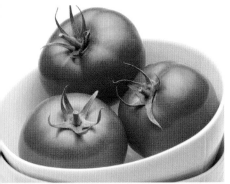

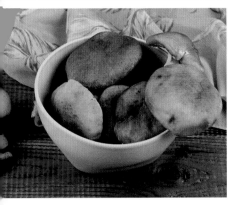

▲ 冬季，孕妈妈应多吃芹菜、西红柿、香菇等有助于稳定血压的食物。

冬季怀孕这样吃

冬季气温下降，万物收藏，此时孕妈妈更应注意适当进补，以便体内储备足够的营养和能量抵御寒冷。冬季孕妈妈在饮食上应注意以下几点。

全面营养，吃出超凡免疫力

冬季是流感的高发季节，这个季节气温低，昼夜温差大，孕妈妈本身免疫力就容易下降，稍不注意就会感染流行性疾病，这对孕妈妈自身和胎宝宝的健康都十分不利。因此，孕妈妈应注意提高身体免疫力，多吃新鲜、多样化的食物，摄取足够的营养，这样才有助于胎宝宝的生长发育。

警惕高热量食物

冬季寒冷，饮食上通常适合进补，吃一些热量高的食物，如牛肉、羊肉等。羊肉燥热，食用要适量。另外，由于有些孕妈妈可能存在体重超标或血糖偏高的情况，因此不能再像孕前一样吃高热量食物来抵御严寒。

小心妊高症

人们有进补的习惯，饮食中肉类较多，这样就导致动物脂肪、热能摄入过多，同时影响了蛋白质、各种维生素、矿物质等营养成分的摄入。这不但会造成营养摄取不均衡的问题，还可能导致妊高症。另外，冬季本身是高血压病的高发季节，如果再加上孕期饮食不合理，就会诱发或加重妊高症。因此，孕妈妈冬季应合理安排饮食，重点预防并控制妊高症的发生、发展，多吃芹菜、西红柿、香菇等对稳定血压有益的食物。

Tips

火锅到底吃不吃

在寒冷的天气里，人们喜欢吃火锅御寒暖身。平时吃火锅无所禁忌，但怀孕了是否还能吃火锅呢？涮火锅时，如果肉片未完全煮熟，肉片中就会残留弓形虫，进食后可能会引起流产、死胎或胎儿畸形等问题，因此必须将肉片彻底煮熟再吃。但涮火锅时生熟混煮如果不能保证所有食物全部煮熟、煮透，那么最好少吃或不吃。

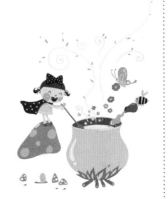

推荐食谱

萝卜炖牛肉

材料： 牛肉 500 克，白萝卜 1 个（约 400 克），陈皮 1 小块，红枣 2 个

调料： 盐适量

做法：

1. 白萝卜洗净，去皮，切滚刀块；陈皮用水泡软，刮去白瓤。

2. 牛肉洗净，切块，放入沸水中余烫以下，捞起冲净。

3. 锅置火上，加适量清水煮沸，放入牛肉块、白萝卜块、陈皮、红枣，以大火煮 20 分钟，再转小火煲 90 分钟左右，加盐调味即成。

四蔬炒鸡丁

材料： 鸡肉 100 克，香菇、胡萝卜、小黄瓜、竹笋各 50 克

调料： 盐、油适量

做法：

1. 鸡肉洗净，切丁；香菇、胡萝卜、小黄瓜、竹笋洗净，分别切丁。

2. 将所有材料分别放入沸水中余烫至熟，捞出，沥干水分。

3. 锅中倒入适量油烧热，放入所有材料快速翻炒，再加入盐拌炒一下即可盛出食用。

CHAPTER

孕妈妈营养 大百科

YUNMAMA YINGYANG DABAIKE

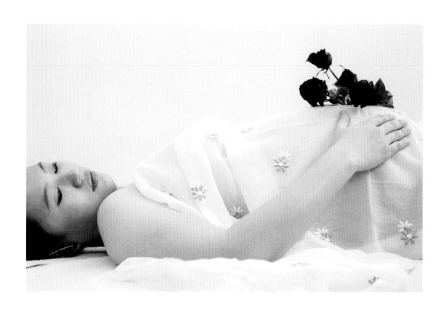

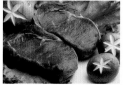

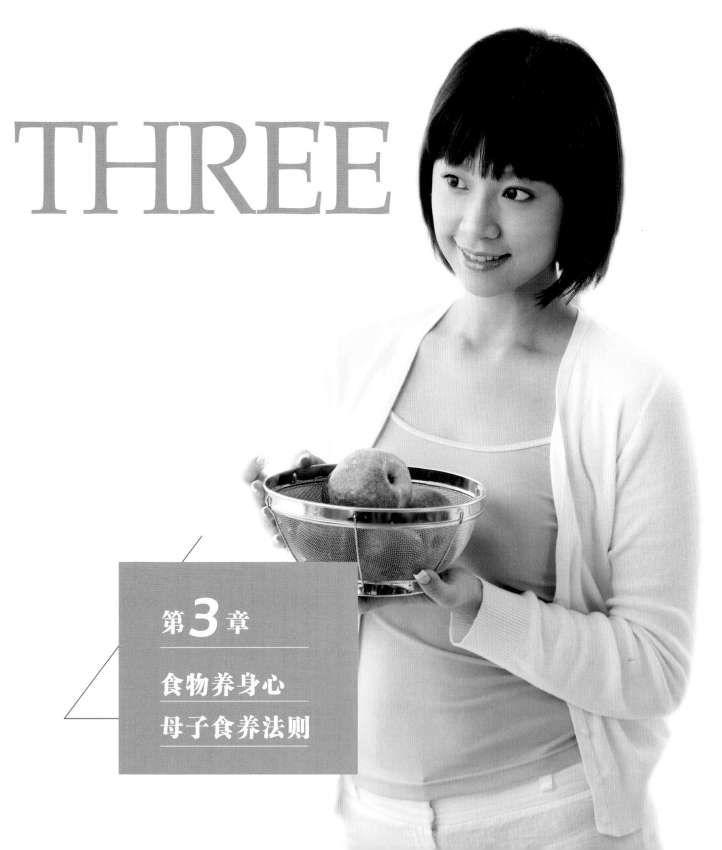

THREE

第 **3** 章

食物养身心

母子食养法则

母乳催对了才有效

　　辛苦的孕期终于结束了，伴着孩子呱呱坠地，宝贝的粮食成了头号问题，国内不合格奶粉满天飞，海淘洋奶粉费劲儿不说还时不时地担心被"税"。比较来比较去，还是妈妈的奶最好，安全放心又省钱。可是，妈妈的奶可不是想要就有的，好奶要催，还得会催。如果家里的老人将油腻的猪蹄、鸡蛋、大鱼大肉、中药汤这些据说有催奶作用的食物、偏方端给你，你吃吗？祖祖辈辈传下来的催奶方法就一定对吗？奶到底该怎么催？在采取有效的催奶措施前，我们先来了解一下乳汁分泌。

乳汁分泌机制

　　胎儿娩出后，与怀孕有关的激素消退，大约在产后第 2 ~ 3 天，脑下垂体会分泌泌乳素，在泌乳素的作用下，乳腺就开始分泌乳汁。乳汁分泌的时间因人而异，与产次（初产／经产）、分娩方式（自然分娩／剖宫产）、是否足月、是否有妊娠期并发症等多种因素有关，但这些因素不影响之后的泌乳量。通常，当出现乳胀的感觉时，乳房就要开始大量泌乳了。

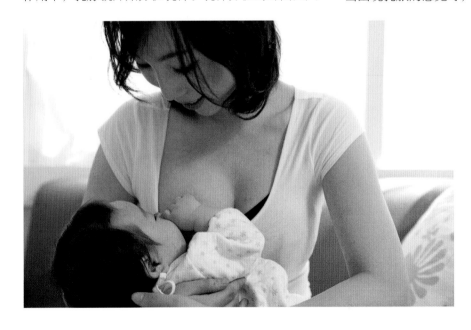

母乳喂养有利于婴儿健康成长和新妈妈的产后恢复。

是什么影响了乳汁分泌

产后，新妈妈要尽快掌握正确的哺乳方法，并保持好心情，这些都是影响母乳分泌的重要因素。另外，产后过早节食也会影响乳汁分泌，哺乳会消耗大量热量，本身就减肥，因此产后不要急于节食减肥。影响乳汁分泌的决定性因素主要有以下两个。

泌乳素分泌水平

产后对乳房进行适当的刺激，如宝宝吸吮、按摩等，通过视神经刺激视丘下部，这种刺激会传导到脑下垂体，释放泌乳素。另外，当宝宝吸吮妈妈的乳头时，分布在乳头和乳晕的神经末梢受到刺激，这种刺激传送到大脑也会增加泌乳素的分泌，从而产生泌乳反射，促进乳汁的生成。因此，要想乳汁大量分泌，最好产后及时开奶，尽早哺乳，哺乳时注视宝宝。还要让宝宝多吸，频繁吸吮会使乳腺导管通畅，促进乳汁早分泌。通常，宝宝在出生后的 20 ~ 50 分钟正处于兴奋期，吸吮反射最强烈，这时就开始安排哺乳有利于加深宝宝对吸乳的记忆，有利于泌乳。

另外，哺乳前后妈妈可以轻轻按摩乳房，哺喂间隙也可常常轻柔按摩和触碰乳头，以增加对乳房的刺激，有助于泌乳顺畅。

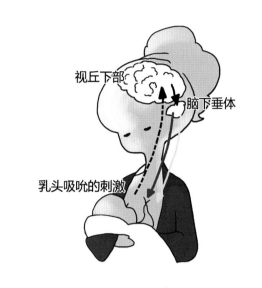

视丘下部

脑下垂体

乳头吸吮的刺激

母乳是这样分泌的

乳房排空程度

乳房充分排空也是决定乳汁分泌的一个重要因素。尤其是产后最初一段时间，乳房排空越彻底，乳汁分泌就越丰富。因此，每次哺乳妈妈都应让宝宝尽量将乳房吸空。哺乳后如果乳房中还有剩余的乳汁，妈妈可以用手挤或者用吸奶器将剩余乳汁吸出，增加乳房排空，促进泌乳。另外，一定不要攒奶，这样不利于泌乳。切记：母乳越吸越有，越攒越少！

什么时候开始催奶最合适

产后一两天内，乳房分泌少量乳汁，通常到第三天乳汁才开始大量分泌。但大量泌乳并不意味着马上可以催奶。通常来说，产后第二周才是催奶关键期。

在产后第一周里，宝宝还未充分吸吮妈妈的乳房，乳腺管尚不通畅，如果过早催奶，极易导致乳汁淤积、乳房胀痛，甚至引发急性乳腺炎。此时，不宜大量摄取油腻催乳食品，在烹调中应少用煎、炸，建议新妈妈喝些清淡的汤或医院特别配制的食物，这样既能保持能量充足、迅速恢复体力，又能保证乳汁分泌。

进入产后第二周，多数新妈妈伤口复原趋于稳定，胃口渐开，泌乳素的分泌也最旺盛，此时催奶效果最好。

催奶食物的营养标准

乳汁的分泌情况、质量与饮食营养密切相关。营养充足，乳汁量多、质稠；营养缺乏，母体脾胃虚弱，乳汁量少、质稀。因此，如果要保证母乳充足、优质，新妈妈就要摄取均衡的营养。通常，催奶食物应注意要包含以下营养成分。

优质蛋白质

大多数催奶食物都有一个共同特点，那就是含有

Tips

这么晚催奶，宝宝会饿吗

新生儿在产后几天内胃肠还未排空，对奶量的需求很少，完全不必担心宝宝会饿到。通常，产后第一天，宝宝需要的奶量为5~7毫升（相当于葡萄干大小），第二天10~13毫升（普通葡萄大小），第三天22~27毫升（普通红枣大小），第四天36~46毫升（乒乓球大小），第五天43~57毫升（鸡蛋大小）。而且，新妈妈产后最初两三天内所分泌的初乳，量虽然少，但营养价值却极高，含有丰富的免疫物质，完全能满足宝宝最初的营养需求。

另外，如果想知道宝宝是否吃饱，可以通过排泄情况来判断。通常情况下，纯母乳喂养的宝宝，24小时内排出6~8次小便，用掉4~6张纸尿裤，这就说明宝宝吃饱了。

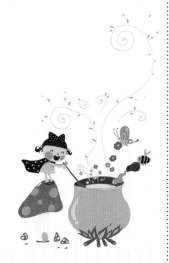

丰富的蛋白质。如果蛋白质摄取不足，尤其是优质蛋白质不足，乳汁的分泌量就会减少，并影响到乳汁中的氨基酸组成，无法满足宝宝的生长发育。一般认为，哺乳妈妈每天应摄取约85克的蛋白质。瘦肉、鱼肉等食物中都含有优质蛋白质，建议新妈妈产后适量进食。如果产后胃口不好，嫌肉食太腻，也可选择大豆制品、豆荚、坚果等含丰富优质蛋白的食物，或者将这类食物与肉食搭配食用。

脂肪酸

脂肪酸含量也是衡量母乳品质的一个标准。母乳中的脂肪酸，尤其是不饱和脂肪酸，对宝宝的脑发育有益，尤其是 DHA、ARA 等成分对宝宝中枢神经的发育具有促进作用。脂肪酸主要来自各种食物脂肪，因此哺乳妈妈的日常饮食也要摄取必要的脂肪。

碳水化合物

孕期储备的自体脂肪可为产后泌乳供给约 1/3 的能量，而另外 2/3 的能量则要靠新妈妈通过产后膳食来供给。碳水化合物、脂肪和蛋白质三者统称产能营养素，经体内氧化可释放能量，因此催奶食物除了蛋白质和脂肪，也要含有足够的碳水化合物。

多种维生素

维生素，顾名思义，这类物质可以维持人体正常的生理功能，一旦缺乏，无法满足宝宝的生长发育需求，因此催奶食物还应富含多种维生素。

各种矿物质

钙、铁、锌、碘等任何一种矿物质对宝宝的发育都具有不可替代的作用，而宝宝获取这些矿物质的途径就是母乳，因此哺乳妈妈摄取的食物中应富含各种人体所需的矿物质。

奶量不够，用这些食物催催看

奶量不够时，可采取科学合理的饮食调理，多吃一些有催奶作用的食物。尝试催奶后，如果奶量还是不够，必要时可咨询专业人士。一般不建议自行服用中药或中成药催奶，如果需要用药物催奶，一定要咨询医生，并严格遵医嘱。通常，新妈妈日常摄取以下食物就能达到催奶效果。

汤品

充足的水分是保证乳汁分泌的关键。母乳中88%的成分都是水，如果新妈妈身体内缺水分，自然没有足够的液体生成乳汁。但产后摄取水分并非越多越好，而应根据个人的身体状况补充每日所需的液体量。平时，除了饮水外，还可通过各种汤品来补水催奶。新妈妈产后最初几天可先喝豆腐汤、蔬菜汤。到了第二周开始催奶时，就可逐渐添加鸡汤、猪蹄汤、鱼汤、排骨汤等滋补汤品，这些汤为乳汁的分泌提供了充分的液体和营养储备，具有不错的催乳功效。

鸡肉

鸡肉蛋白质含量很高，催奶效果显著，是产后常用的催奶食物，通常适合将鸡肉清炖后给新妈妈饮用，也可做成鸡肉粥食用。

猪蹄、猪肘

猪蹄、猪肘都含有大量的蛋白质，具有补气血、催奶的作用。尤其是七孔猪蹄，也叫七星肘子（内侧笔直排列着七个小孔的猪前蹄），催奶效果比普通猪蹄更显著，是民间常用的催奶食物。

莴笋

莴笋营养丰富，有通乳功效，新妈妈乳汁不足时可用莴笋烧猪蹄食用。这种搭配食法既能去除油腻，又比单用猪蹄催奶效果好。

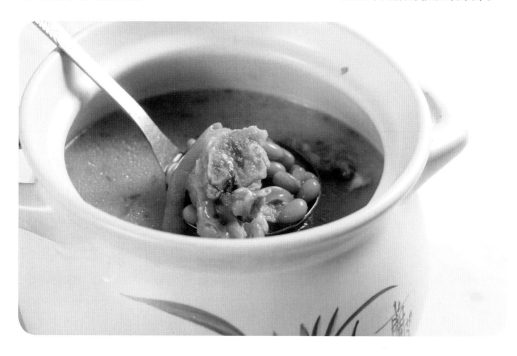

◀ 猪蹄与黄豆搭配煲汤，催奶效果十分理想。

🐣 金针

金针又称黄花菜，有通乳下奶的作用，是民间常用的催奶食物之一。金针营养成分十分丰富，蛋白质含量比例几乎与动物肉相近，还含有大量的维生素 B_1 等成分，可为宝宝生长发育提供必需的营养。对于产后奶量不足、乳汁不下的情况，新妈妈可用金针炖猪瘦肉食用。

🐣 鱼肉

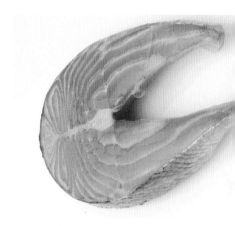

鱼肉是高蛋白食物，富含的营养种类多，具有不错的催奶作用，尤其是鲫鱼和鲤鱼，二者更是产后催奶的首选。鲫鱼含大量的蛋白质、钙、磷、维生素 A 等营养素，易于消化吸收，具有补虚催奶的作用。鲤鱼富含人体必需的多种氨基酸、矿物质、维生素 A、维生素 D，能促进子宫收缩，具有催奶、利尿的作用。

🐣 黄豆及豆制品

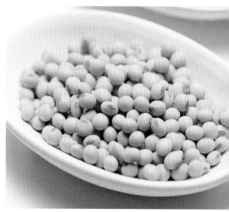

黄豆及豆制品中含有异黄酮成分，这种物质有双向调节人体激素的功能，能刺激泌乳素的产生，促进泌乳。另外，这类食物还富含钙、铁、蛋白质等成分，对宝宝发育有益。

🐣 花生

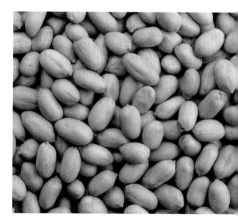

花生常用来与其他肉类食物一起煲汤，几种食物在营养上相互补益，从而促进乳汁分泌，保证母乳充足。还能通过哺乳将这些营养成分传递给宝宝，促进宝宝生长发育。煲汤时，最好选择花生中的一个特殊品种——红衣花生，这种花生的红衣具有补血效果。另外，花生红衣还具有抗纤维蛋白溶解、增加血小板含量并改善其功能、加强毛细血管的收缩机能、改善凝血因子缺陷

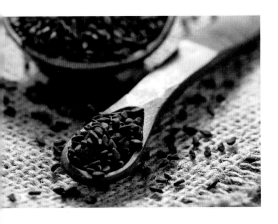

等作用，对新妈妈产后子宫复旧有益。新妈妈气血充足、身体健康是保证足量泌乳的前提。

🌰 黑芝麻

传统观点认为，黑芝麻有催乳功效，这与黑芝麻的营养密切相关。黑芝麻中含有大量的脂肪酸、蛋白质、维生素 A、维生素 E、卵磷脂、钙、铁等营养成分，能在保证新妈妈营养充足的情况下促进乳汁分泌。

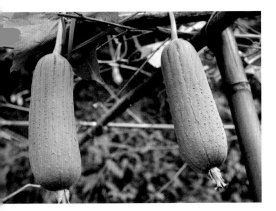

🌰 丝瓜

丝瓜是传统的催奶食物，其实真正发挥催乳作用的是丝瓜的经络，即丝瓜络。丝瓜络具有通络作用，能保证乳腺畅通，从而促进乳汁通过乳腺分泌出来。平时食用的嫩丝瓜内部附着大量丝瓜络，本身就有催奶作用。药店售卖的丝瓜络也具有通乳效果，但要在医生指导下使用。

🌰 莲藕

莲藕清淡爽口，具有健脾胃、清热生乳的作用，非常适合产后胃口不开的新妈妈食用。通常，莲藕也用来与肉类食物一起煲汤食用。

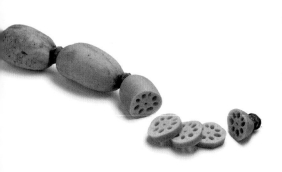

🌰 茭白

茭白是很多中医推荐的催奶食物，我国民间很多地区都流行用茭白通乳催奶。从营养学上分析，通常营养成分越丰富、营养价值越高的食物，越能保证乳汁的充足分泌。茭白营养丰富，含有碳水化合物、蛋白质、维生素 B_1 及多种矿物质等多种人体必需的营养成分，新妈妈常吃茭白对提升乳汁的质和量都有益。

Tips

美味提示

　　猪蹄中含有丰富的胶原蛋白，具有补血通乳功效，常用于产后催奶乳。花生含有人体所必需的氨基酸、脂肪酸、维生素 E 等营养物质，有催奶作用。二者搭配催奶效果显著。猪蹄具有催奶功效，金针的催奶作用主要是保证乳腺管畅通，二者搭配既下奶又通乳。另外，这道汤口味甘甜，口感易腻，汤煲好后可将浮油撇去再喝。

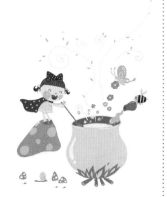

推荐食谱

金针猪蹄汤

材料： 猪蹄 1 个，干金针 100 克

调料： 冰糖适量

做法：

1.猪蹄洗净，用刀剁成大块，放入沸水中余烫去除血沫，捞出控水。

2.干金针用水泡发，摘好，洗净，备用。

3.将猪蹄块放入砂锅中，再加冰糖、处理好的金针，最后加清水没过所有材料，大火煮开，再转小火炖至猪蹄烂时即可。

花生猪蹄汤

材料： 猪蹄 1 个，花生 20 克，油菜适量，葱适量，姜 1 块

调料： 盐、油适量

做法：

1.猪蹄洗净，用刀剁成几大块放入沸水中余烫去除血沫，捞出控水。

2.葱切段，姜洗净后用刀拍扁；油菜洗净，余烫，备用。

3.起锅热油，放入猪蹄、葱段、姜块略炒，然后再放进砂锅中，加水，没过猪蹄。

4.开大火直到沸腾，然后改小火，再根据口味放盐继续炖约 1 小时。

5.看到猪手骨肉分离，放进花生，关火，即可盛出食用。

提高宝宝免疫力

**产后进补
与不适调理**

  刚刚降临人世的宝宝，脱离了母体的保护，随时都会接触到细菌、病毒和其他微生物，宝宝是否会因此患病很大程度上取决于其自身免疫力的强弱。免疫力是人体自身的防御机制，宝宝最初的免疫力构建完全依赖于母乳。这就意味着新妈妈应尽量母乳喂养，并注重饮食，提高母乳品质，增加乳汁中的免疫成分。

初乳，构建宝宝最初的免疫力

  研究发现，母乳中含有大量的免疫物质，如免疫球蛋白、乳铁蛋白和溶菌酶等，能增强宝宝的免疫力及抗病能力，防止宝宝受细菌、病毒的侵入而生病。而这些免疫物质在初乳中的含量更丰富。初乳一般指新妈妈产后 5 天内乳房分泌的乳汁，质地略稠，呈淡黄色。初乳量较少，但对新生儿来说极为宝贵。初乳营养价值极高，蛋白质含量极为丰富，脂肪含量较低，乳糖含量稳定，还含有铁、铜、锌等成分。此外，初乳含有生长因子，能促进小肠绒毛成熟，阻止不全蛋白代谢产物进入血液，防止宝宝过敏。最珍贵的是，初乳中含有丰富的免疫球蛋白和白细胞，可提高宝宝免疫力，对抗感染有显著作用，保护宝宝少生病。初乳利于消化吸收，还有轻泻作用，可帮助初生宝宝排泄胎便。因此，为了宝宝获得强大的免疫力，妈妈们产后一定尽早开奶，不要错过给宝宝喂初乳的机会。

宝宝免疫力取决于妈妈吃什么

  要想通过乳汁给予宝宝优异的免疫力，哺乳妈妈就要重视产后的饮食营养。饮食要尽量多样化，食物品种尽量丰富，以便摄取到全面而均衡的营养，尤其要多摄入一些有助于提升宝宝免疫力的营养成分，如 α-乳清蛋白、维生素 A、维生素 C、维生素 B_1、维生素 B_2、锌、铁、硒等。

Tips

美味提示

　　海参中的蛋白质主要是由大量的黏蛋白及多种氨基酸组成，其中含有的酸性黏多糖具有提高免疫力、抗凝血的作用。哺乳妈妈产后适量摄取，不但能提高大人和孩子的免疫力，还能改善产后体虚的状况。

　　这道芝士焗什锦集合了各种蔬菜、虾、蛋、奶制品的营养，富含蛋白质、B 族维生素、铁、钙等营养成分，产后新妈妈吃了不仅能丰富母乳的营养，而且能使宝宝更强壮，免疫力得到强化。

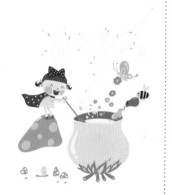

推荐食谱

海参小米粥

材料：小米适量，海参 100 克，葱 1 根，姜适量

调料：高汤适量，盐 1 小匙

做法：

1. 小米洗净，用清水浸泡 30 分钟；海参去内脏、洗净；葱洗净，一半切段，其余切末；姜洗净，切片备用。

2. 锅中加半锅水，放入海参、姜片、葱段煮开，捞出海参，浸入冷开水中泡凉，捞出切小段。

3. 小米放入锅中，加入高汤，大火煮滚后改小火熬成粥，放入海参煮至软烂，加盐调味，撒入葱花即可。

芝士焗什锦

材料：虾仁、豌豆、胡萝卜、玉米粒各适量，牛奶半杯，鸡蛋 1 个，芝士 1 片

调料：淀粉、盐各适量

做法：

1. 胡萝卜切成小块，将胡萝卜、虾仁、玉米粒、豌豆放入锅中，再加盐和牛奶，开火煮熟。

2. 把鸡蛋打散，加适量水，再加淀粉，搅拌均匀。

3. 把鸡蛋液倒入锅中，不用搅动，待锅中食物即将成凝固状时放入芝士，关火，用余温将芝士融化即可食用。

产后虚弱

　　产后，很多新妈妈会感觉身体虚弱乏力，脸色差，出汗多，头晕目眩，不想吃饭，有时虚弱得话都不想说。这些情况都属于产后虚弱。那么产后虚弱是怎么造成的？又该怎样通过饮食加以调理呢？

产后为什么如此虚弱

　　怀孕期间，胎儿对营养的需求全部依赖母体的输送，一旦饮食无法满足，就会夺走母体的营养，这样妈妈体质就会因营养缺乏逐渐变弱。到了分娩时，经过长时间紧张激烈的用力,母体的各个器官都很疲劳，再加上疼痛、创伤、失血过多、体内各种营养和激素大量消耗，到了分娩结束后，即使平时体质再好的妈妈也会感到虚弱、乏力，出现精神萎靡不振、头晕目眩、脸色萎黄，食欲不振等虚弱的表现。

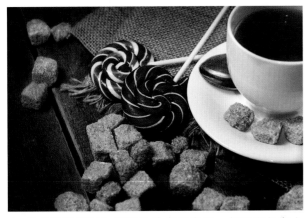

▲ 产后适量摄取红糖可改善产后虚弱，但不宜长期大量进服，以免导致恶露淋漓不净。

产后虚弱这样补

　　通过合理的饮食调理，产后虚弱的症状会逐渐好转。除了保证膳食平衡外，建议新妈妈多吃具有补益作用的食物。

　　◎红糖。红糖可改善因血糖低造成的眩晕，还能驱散产后体寒，促进恶露排出，对腰酸、小腹痛均有改善效果。但产后不能大量喝红糖水，时间也不应超过 7 ~ 10 天，否则会导致血性恶露增多，造成失血性贫血，不利于子宫复旧。

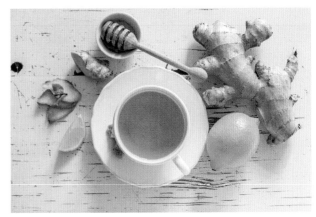

▲ 生姜也是产后调理的常用食材，但使用期间要密切观察恶露情况。

◎**生姜**。生姜的主要成分是姜烯、姜油醇以及姜油酚。这些成分具有活化新陈代谢、促进血液循环的作用，对产后虚弱、体寒有益，但产妇摄取生姜不宜过多。当恶露突然增多或颜色变鲜红时，应停止摄取或减少摄取量。

◎**海参**。海参是高蛋白、低脂肪的食物，产妇适量食用，对身体恢复十分有益。

◎**鸡肉**。鸡肉营养丰富，补益效果好，尤其适合产后虚弱乏力、营养不良、怕冷的女性食用。

◎**龙眼**。龙眼性热，驱寒补虚，适合产后身体虚弱的女性进补。

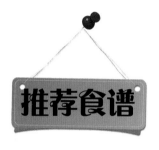

推荐食谱

补血鸡肉煲

材料：鸡肉 500 克，栗子 10 个，红枣 10 个，龙眼肉 10 个

调料：盐、白糖各适量

做法：

1. 将鸡肉洗净，放入冷水锅中煮出血水，捞出，洗净，切块，备用。

2. 将栗子去壳，洗净；红枣洗净，去核，备用。

3. 将鸡块、栗子、红枣、龙眼肉一同放入砂锅中，加入适量水，先用大火烧开，再转小火炖 2 小时。

4. 放入适量盐、白糖调味，出锅即可食用。

枸杞海参煨鸽蛋

材料：鸽蛋 300 克，海参 200 克，枸杞子 15 克，葱、姜各适量

调料：高汤适量，玉米淀粉 30 克，酱油、盐、油各适量

做法：

1. 将海参内壁膜去除干净，放入沸水中氽烫，捞出，洗净，再用尖刀在腹壁刺成菱形花刀，备用。

2. 鸽蛋放入冷水锅中，用小火煮熟，捞出放凉，剥壳备用。

3. 枸杞子洗净；葱切段，姜切片。

4. 起锅热油，下葱段、姜片煸炒，随后倒入高汤，略煮，捞去姜片、葱段，放入处理好的海参，加入适量酱油，煮沸，撇去浮沫，改用小火煨 40 分钟左右。

5. 放入鸽蛋、枸杞子，加盐调味，再煨 10 分钟，略收汁，用玉米淀粉勾芡，即可食用。

产后脱发

很多女性在生完宝宝后会出现脱发的情况，这种情况多发生在产后4个月左右。脱发的同时，发质也没有孕期那么顺滑了。这到底是怎么回事呢？又该怎样改善呢？

产后为什么会脱发

怀孕期间，女性体内的雌激素水平较高，头皮处在非常健康的阶段，这时头发的生命周期被延长。产后，体内雌激素逐渐减少，最终恢复到孕前水平，那些孕期旺盛的头发开始衰退，但同时新的头发不可能在短时间内迅速长出。这样就形成了新旧交替不上的情况，出现了产后脱发现象。这种情况属于正常现象，在产后6个月左右即可自行恢复，不需要治疗。

有些女性在产后经常抑郁、心情不好、情绪不佳，这容易使身体新陈代谢絮乱，如果再不注重饮食营养，就会使保障发质的血管神经紊乱，导致毛发吸收不到充足的营养，无法正常生长。如果是这个因素引起的脱发，女性就要在产后注意保持心情舒畅、愉悦，并注重饮食营养。

产后不注意头皮卫生，不定期洗头，会造成头皮油脂分泌物堆积，致使细菌滋生，影响头皮血液循环，致使毛囊产生炎症，加速头发脱落。因此，女性在产后应注意保持头皮卫生，定期洗头发，平时多按摩头皮。

产后脱发这样补

◎**补充蛋白质**。头发主要由角蛋白构成，角蛋白是蛋白质的一种，体内蛋白质不足也会导致脱发，因此产后脱发严重的女性可注意摄取富含蛋白质的食物，如瘦肉、鸡肉、鸡蛋、鱼、虾、牛奶、大豆等。

◎**多吃含铁食物**。缺铁也会导致脱发，建议产后脱发的新妈妈多补充含铁的食物，如动物肝脏、动物血、瘦肉等。

Tips

美味提示

蛋类、虾、各种贝类食物都含有丰富的蛋白质，体内蛋白质不足引起的产后脱发，可多摄取这类富含优质蛋白质的食物。另外，这类食物也有很好的下奶效果。建议产后新妈妈适量摄取。

核桃、花生、黑芝麻都含有蛋白质、维生素 E 以及多种矿物质，有健脑、促进毛发生长的效果。这道坚果紫米粥具有健脑益智功效，对产后脱发、记忆力减退都有改善作用。

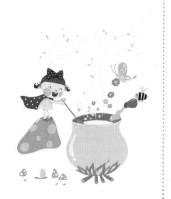

推荐食谱

海鲜蒸蛋

材料： 鸡蛋 2 个，虾仁、蚌肉、干贝各适量

调料： 盐 1 小匙

做法：

1. 鸡蛋打散，加入盐，搅拌均匀。

2. 干贝泡发，洗净，备用。

3. 将虾仁、蚌肉、处理好的干贝一同放入蛋液中，放入搅拌均匀。

4. 将蛋液放入蒸锅中，隔水蒸熟即可食用。

坚果紫米粥

材料： 紫糯米半杯，核桃 50 克，花生粒 20 克，黑芝麻、葡萄干各适量

调料： 冰糖适量

做法：

1. 紫糯米淘洗干净，用清水浸泡一夜；核桃去壳，把核桃肉切碎，去掉碎皮；葡萄干洗净。

2. 锅置火上，放入紫糯米、花生粒，加适量清水，以大火煮开，改小火煮至黏稠，加入葡萄干、冰糖继续熬煮 15 分钟。

3. 把熬好的粥晾一晾，撒入核桃肉碎、黑芝麻，拌匀即可。

产后手脚关节胀痛

孩子终于生完了，可是有些新妈妈身体经常会感觉到一些不适，尤其是关节部位，比如手脚的小关节肿胀、腕关节疼痛等。按照老辈人的说法，这是产后"受风"了。真是这样吗？产后手脚关节胀痛到底是怎么回事呢？

产后手脚关节为何胀痛

其实，手脚关节胀痛并非产后才发生，也不是老辈人所说的"受风"所致。这是孕期或哺乳期的常见现象。女性怀孕后，体内分泌大量松弛肽，以便放松韧带适应胎儿逐渐长大给身体带来的压力。尤其是孕晚期，耻骨联合分离也会带来疼痛。这些都是在为顺产做准备。然而，分娩后，松弛肽给身体带来的改变却不能立刻恢复，此时肌肉韧带、关节仍然处于松弛状态不能归位，因此当手脚关节活动时仍会倍感疼痛。

另外，哺乳会通过乳汁向宝宝输送钙质，如果新妈妈体内钙不足，也会导致关节胀痛。

你可能需要加强这些营养

产后，随着体内激素水平的下降，新妈妈手脚关节胀痛会逐渐痊愈。如果注意饮食调节，避免让关节过于疲劳，每天起床后再有意识地活动一下关节，大约2周胀痛就能自然消失。在日常饮食中，新妈妈可注重以下营养素的摄取。

◎ **钙**。如果是哺乳导致的新妈妈体内钙质不足而出现关节疼痛，那么新妈妈不妨补点钙。饮食中可增加含钙食物，如鱼、虾、奶制品等。严重时可遵医嘱服用钙补充剂。

▲ 产后手脚关节胀痛是正常现象，通过合理的饮食调节通常就能有所改善。

◎ **B 族维生素**。B 族维生素，尤其是维生素 B_1，可缓解疲劳，改善关节胀痛，新妈妈可适当增加富含 B 族维生素的食物。

Tips

美味提示

虾皮的钙质含量十分丰富，通常比鲜虾肉的钙质含量还要多，对于因缺钙引起的产后关节胀痛有改善作用。

龙眼有补虚作用，适合产后身体虚弱的女性进补之用。糙米、燕麦中都含有丰富的B族维生素，可缓解疲劳，改善产后关节疼痛。另外，这道粥中还含有大量的膳食纤维，可刺激肠道蠕动，促进粪便排出，对产后便秘、产后痔也有缓解作用。

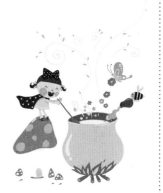

推荐食谱

龙眼燕麦糙米粥

材料：糙米半杯，燕麦半杯，龙眼肉适量

调料：冰糖适量

做法：

1. 燕麦洗净，用清水浸泡半小时；糙米洗净，用清水浸泡2个小时。

2. 将燕麦、糙米与浸泡的清水一同放入锅中，以大火煮开，放入龙眼肉、冰糖，再次煮开，转小火煮40分钟即成。

虾皮蒸豆腐

材料：豆腐100克，虾皮适量，葱花适量

调料：香油少许，盐、酱油适量

做法：

1. 豆腐切成片，放入沸水中煮开，捞出，放入碗中，备用。

2. 将虾皮用水泡发，备用。

3. 将泡软的虾皮、酱油、香油、盐放入盛豆腐的碗中，加入适量水。

4. 将装好食材的碗放入蒸锅中，隔水蒸熟，撒上葱花，继续蒸1～2分钟，出锅即可食用。

产后恶露不下

恶露是指产后女性阴道流出的包括血液、坏死的蜕膜组织及宫颈黏液等物质的分泌物，在产后约3周就会排净。产后排出恶露是一种正常的生理现象。如果产后未排出恶露或排出的特别少，引起腹痛、发热等症状，这种情况就是产后恶露不下。产后恶露不下多是由于宫缩乏力所致，严重时会引起血晕、腹痛、发热等危急情况，必须及时治疗。

产后这么吃不利排恶露

在产后恶露未排尽的20多天里，饮食上应多加注意，稍有不慎就会导致恶露不下。尤其是产后第一周，此时是排恶露的黄金时期，一定不能大补，否则会导致体内血淤，恶露不下。另外，产后也不能吃生冷、寒凉的食物，生冷食物伤胃，产后新妈妈的胃肠功能恢复需要一段时间，此时吃生冷食物，很可能就会导致恶露不下或绵延不绝，还会引发产后腹痛等不适。

3 种食物助你排净恶露

◎红糖。红糖具有祛风散寒、活血化淤的作用，产后适量摄取红糖有利于子宫收缩、复旧，并能促进恶露排出，尤其适用于产后恶露不下。不过，即使是为了促进恶露排出，产后依然不能摄取大量的红糖，时间以不超过 7 ~ 10 天为宜。

◎生姜。生姜可促进血液循环，起到使恶露排出的作用，产后适量摄取可防止恶露不下。但产后摄取生姜要适量，否则会导致恶露不净，影响子宫内膜修复。一般认为隔天饮用小半碗姜汤即可，而且不能饮用浓姜汁，时间以不超过 10 天左右为宜。

◎**胡麻油**。胡麻油是我国南方民间坐月子常用的一种食材，具有促进子宫收缩的作用，产后适量摄取可促进恶露排出，有利于子宫复旧。

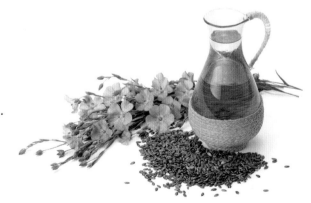

▲ 胡麻油是女性产后必备之物，适量摄取可促进恶露排出。

Tips

美味提示

姜具有促进血液循环的作用，有暖身、发汗等效果，适用于产后恶露不下的食疗。红糖同样可促进恶露排出，二者搭配，排恶露效果更好。但要注意不可长期大量食用，以免导致恶露不净。

麻油鸡是我国南方民间坐月子的主要餐食。由于胡麻油具有促进恶露排出的作用，因此产后吃麻油鸡可促进子宫复旧，使身体尽快恢复元气。传统麻油鸡需要用米酒烹制，但由于产后不能摄取含酒精的食物，因此不建议产后新妈妈食用用米酒烹制的麻油鸡。

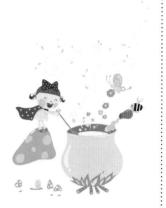

推荐食谱

生姜粳米粥

材料： 生姜 10 克，糯米 2 大匙

调料： 红糖适量

做法：

1. 糯米淘洗干净；生姜切碎。

2. 糯米与适量水一同加入锅中，煮成稀粥。

3. 将生姜、红糖加入粥锅中，再煮片刻即可。

麻油鸡

材料： 土鸡半只，老姜 80 克，胡麻油 80 毫升

做法：

1. 将土鸡洗净，切成块；老姜洗净，连皮一起切成薄片。

2. 锅置火上，将胡麻油倒入锅内，用大火烧热。

3. 放入老姜，转小火爆香至姜片两面均皱起来，呈褐色，但不焦黑。

4. 转成大火，将鸡块放入锅中翻炒至约七分熟，盖锅煮滚后转小火再煮上 30 ~ 40 分钟即可。

产后恶露不净

与产后恶露不下相反，如果产后超过 6 周恶露仍未排净或伴有不规律的子宫出血，这种情况就属于产后恶露不净。产后恶露不净如果同时伴有臭秽气味或腐臭的气味，并伴有腹痛、发热，这种情况属于异常，必须及时就医治疗。产后宫腔内存在组织物残留、宫腔感染、宫缩乏力等都会导致恶露不净。

产后是这样排恶露的

正常情况下，产后恶露有血腥味，但没有臭味，产后排恶露分三个阶段，即血性恶露阶段、浆液性恶露阶段及白色恶露阶段。

◎**血性恶露阶段**。在产后 1 ~ 4 天内排出，比月经量略多，鲜红色，与经血相似，含血液、蜕膜组织及黏液，有时还带血块。

◎**浆液性恶露阶段**。在产后 4 ~ 6 天排出，呈淡红色，含少量血液、黏液和较多的阴道分泌物，有细菌。

◎**白色恶露阶段**。产后一周以后排出，较白或淡黄色，状如白带，比平时白带量多，含大量白细胞、蜕膜细胞、细菌。

改善恶露不净食疗方

产后恶露不净的新妈妈饮食要清淡，多吃新鲜蔬菜和水果，不过水果应洗净后煮热温食，避免寒凉。蔬菜可多吃藕、萝卜、菠菜、冬瓜、丝瓜等。产后饮食严禁辛辣刺激，辣椒、胡椒、花椒、葱、蒜等都应避免摄取。

如果恶露色淡量多，可多吃鸡、鸭、瘦肉、蛋类、鱼等营养丰富的食物；恶露色红黏稠，可多吃鲫鱼、银耳等食物；恶露量多有血块，可多食具有活血化淤生新的食物，如山楂。

另外，恶露不净较严重者，可在医生指导下使用中药益母草。益母草具有兴奋子宫的作用，加强子宫肌的收缩力和紧张力，并加快子宫收缩频率，产后适当使用可促进子宫复旧并减少恶露。

Tips

美味提示

莲藕具有祛淤生新的作用，女性产后由于腹内积存有淤血，适量食用莲藕，有助于尽早清除淤血，改善产后恶露不净。莲藕还有清热生乳的功效，产后乳汁不下的新妈妈也可常食莲藕。

山楂具有活血、化淤、生新的作用，对于伴有血块的产后恶露不净有食疗效果。另外，对产后食欲不振也有益。

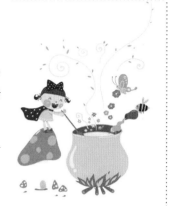

推荐食谱

莲藕红枣粥

材料： 大米半碗，莲藕 250 克，红枣 5 个

调料： 冰糖 1 大匙

做法：

1. 大米洗净，用清水浸泡 1 小时；莲藕洗净，切片；红枣洗净，泡软后去核，备用。

2. 将大米放入锅中，加适量水以大火煮沸，加入莲藕、红枣和冰糖，转小火煮熟即可。

山楂百合汤

材料： 山楂 200，百合 15 克

调料： 冰糖适量

做法：

1. 百合用温水浸泡至软。

2. 山楂洗净，去籽。

3. 将山楂放入锅中，加适量清水，再加入泡好的百合，开火煮 10 分钟。

4. 放入冰糖，搅拌均匀，待冰糖完全融化后即可出锅食用。

产后食欲不振

产后最初几天，新妈妈刚经历了艰难的分娩过程，身体虚弱，胃肠消化功能也下降，此时常会出现食欲不振、胃口不开的情况。多数新妈妈看到食物可能会感觉恶心，甚至呕吐，对食物没有兴趣，进餐后可能还会出现腹泻、胀气等不适。那么在产后食欲不振期间新妈妈应该怎么吃呢？看看下面的内容。

产后别急着进补

产后没胃口时，新妈妈不必急着进补，尤其不要吃太油腻的食物。如果此时强行进补摄入油腻厚味的补品和食物，会让胃口变得更差。这类补品和食物不易消化，吃得过多、过饱，一旦超过了胃肠道的消化能力，食物不但无法完全被吸收利用，反而又增加了胃肠道负担，产后卧床本来就容易引起消化不良。这样一来，就会加重消化不良，使食欲不振越发变差。

饮食宜清淡、易消化

产后食欲不振时，饮食要以清淡、易消化为宜。多摄取流质、半流质饮食，如稀粥、汤面、馄饨、牛奶、豆浆等。鸡蛋、瘦肉、鱼、虾、鸡肉等这些富含动物性蛋白的食物也可以吃，但不能多吃，否则也会造成消化不良。为了保证膳食平衡，且利于消化，最好是荤素食兼用，粗细粮搭配，植物蛋白和动物蛋白都摄取。

适时吃点开胃食物

产后食欲不振的新妈妈可适当吃一些具有开胃作用的食物，如山楂、橙子、柚子、香菜等。这类食物能增进食欲，改善胃口不开。

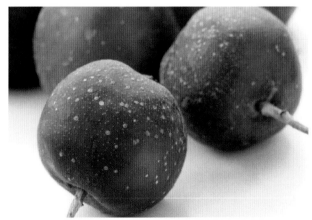

▲ 酸味食物能开胃助消化，产后食欲不振时不妨吃点山楂。

Tips

避免辛辣刺激

有些新妈妈胃口不佳时可能会吃一些辛辣食物来开胃。这类食物在产褥期严禁食用。这是因为，刚分娩后的女性体内有热，此时吃辛辣食物，更容易出现口舌生疮、便秘等不适，严重时甚至会引起痔疮。而且，新妈妈体内的热会通过乳汁影响宝宝，使宝贝容易患病。

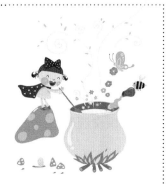

推荐食谱

香菜冬瓜汤

材料: 冬瓜 300 克，香菜 30 克，生姜适量

调料: 盐适量，香油少许

做法:

1. 冬瓜去皮，洗净，切片，备用。

2. 香菜洗净，切段；生姜去皮，切丝备用。

3. 锅中加适量清水，放入姜丝，大火煮沸后，放入冬瓜，加盐，再次煮沸，出锅前撒入香菜段，滴入香油即可盛出食用。

番茄双山粥

材料: 大米半杯，西红柿 100 克，山药 50 克，山楂 10 克

调料: 白糖适量

做法:

1. 大米淘洗干净；山药去皮，洗净，切片；西红柿洗净，切牙状；山楂洗净，去核，切片。

2. 把大米、山药、山楂一同放入锅内，加适量水和白糖，置大火上烧沸。

3. 小火煮 30 分钟后，加入西红柿，再煮 10 分钟即成。

产后便秘

分娩后，新妈妈在饮食正常的情况下大便数日不行或排便时干燥、疼痛难以解出，都属于产后便秘。产后便秘通常不会带来生命危险，但也会在一定程度上影响新妈妈的健康，比如：粪便在肠道中移动过慢，引起腹胀不适、下腹疼痛；粪便在结肠中停留时间过久变得又干又硬，阻塞肠道，造成肠阻塞；便秘时间过长，还可能引发痔疮。对此，建议新妈妈应注意保持每日定时排便的习惯，并重视饮食调理。

产后为什么更容易便秘

女性在产褥期胃肠功能减弱，本身活动又少，肠蠕动变慢，粪便在肠内停留的时间延长，使粪便中的水分被吸收，造成大便干结。再加上产后身体虚弱，排便时不用力，这就会加重产后排便困难。另外，有些新妈妈由于担心尿失禁而刻意少喝水，减少蔬菜、水果等多汁食物的摄取量，这样也会导致产后便秘。对于产后下床活动不便的新妈妈，可能会因为不习惯在床上用便盆排便而导致无法顺利排便。会阴有伤口以及剖宫产的新妈妈，因担心用力排便牵扯伤口疼痛，往往不敢用力排便，更容易造成产后便秘。

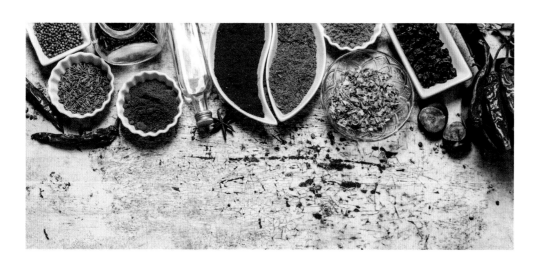

◀ 辛辣刺激性食物是产后大忌，尤其是产后便秘的新妈妈更应严格忌口，再馋也不能贪食。

🧑 让便便顺畅的饮食调理

产后便秘虽与孕期便秘的成因不同，但在饮食调理上大同小异。产后饮食要合理搭配，荤素结合，多吃具有润肠通便作用的食物，适当吃新鲜蔬菜、水果，以保证摄取足量的水分和膳食纤维，防止肠道干燥、蠕动变慢导致便秘。产后还要多喝水，并摄取各种汤品，防止粪便变得干硬。避免摄取辣椒、胡椒、芥末等辛辣刺激性食物，哺乳期严禁饮酒，以防因燥热导致粪便干硬。

如果便秘比较严重，饮食调理无效，可咨询医生，必要时使用开塞露。如果便秘相当严重或连续出现便秘，可在医生指导下适当使用其他缓泻剂。

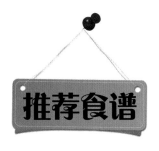

推荐食谱

木耳小米粥

材料： 银耳、黑木耳各 10 克，小米 50 克

调料： 冰糖适量

做法：

1. 银耳和黑木耳用温水泡发，除杂质并洗净后放入碗内，备用；小米淘洗干净。

2. 将银耳、黑木耳、冰糖、小米一同放入锅中，加入适量清水，以大火煮开，再转小火煮成粥即可。

海带豆腐汤

材料： 豆腐 200 克，淡鲜海带 100 克，黄豆 20 克，姜末、葱花各适量

调料： 盐、油适量

做法：

1. 淡鲜海带洗净，切菱形片；黄豆用水浸泡 1 小时；豆腐切成大块，备用。

2. 起锅热油，放入葱花、姜末炒香，再放入豆腐、海带、黄豆，加入适量清水，以大火烧沸，再改为小火炖煮。

3. 加入盐调味，待炖至海带、豆腐入味熟烂，即可出锅装盘。

产后痔

产后痔是指产后发生的痔疮，通常在产后 2 ~ 3 周内出现，是一种十分常见的疾病。孕期患有痔疮的女性，到了产后，由于各种因素的影响，常常会使原有的痔疮加重。即使之前没有痔疮的女性，由于产后身体状况、生活习惯以及饮食习惯的影响，产后也易患痔疮。合理的饮食调理可使产后痔得以好转，但当病情严重时必须及时就医，并在医生指导下合理用药。

产后痔怎么回事

产后痔因发生在产后这个特定时间而得名，症状表现与普通痔疮没有差别，都是肛管直肠静脉丛迂回曲张所致的静脉团块。根据发生部位的不同，分为内痔、外痔、混合痔三种类型。

◎**内痔**。通常发生在肛门齿状线以上的部位，一般不痛，但易便血，痔核也脱出，严重时会喷血，痔核脱出后不能自行还纳。此外，还会伴有排便困难、便后不易擦净、有坠胀感等表现。

◎**外痔**。位于肛门齿状线以下，疼痛，有肿块，肛门周围会长有大小不等、形状不一的皮赘。

◎**混合痔**。兼有内痔和外痔的表现，在齿状线上下均会发生，表现为直肠黏膜及皮肤脱出、坠胀、疼痛、反复感染等。

产后痔的对症食疗

◎**产后多喝水，增加肠道水分，促进肠道蠕动，防止粪便干硬造成排便疼痛**。每天晨起空腹饮一杯温开水，有助于通便润肠，对产后痔有益。

◎**多摄取富含膳食纤维的食物，如蔬果、五谷杂粮等**。膳食纤维在肠道内吸收水分会膨胀，增加粪便的重量和体积，增强便意，并软化粪便，刺激肠蠕动，加速粪便排出，减少对直肠末端血管的压迫。

◎**严禁摄取一切辛辣刺激性食物，避免摄取酒、咖啡、浓茶等刺激性饮料**。

◎**饮食有度，避免暴饮、暴食，防止过量饮食造成胃肠功能紊乱，影响直肠肛门静脉的血液回流**。

Tips

美味提示

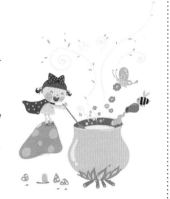

　　黄豆芽中含有大量的膳食纤维，可促进胃肠蠕动，为肠道补水，从而防止产后便秘以及产后痔的发生。

　　燕麦、牛蒡、芹菜都富含膳食纤维，膳食纤维可刺激肠道蠕动，起到清肠通便的作用。这道时蔬燕麦粥有很好的通便效果，能防止粪便变得干硬压迫痔疮，从而使产后痔得以好转。

推荐食谱

猪肉烧黄豆芽

材料： 猪瘦肉 50 克，黄豆芽 100 克，葱、姜各适量

调料： 高汤 1 碗，酱油、香油各 10 克，盐少许、油适量

做法：

1. 猪瘦肉切成丝；黄豆芽洗净，去根；葱切成葱花；姜切片。

2. 炒锅下油烧至四成热时，放入姜片、葱花爆锅，下猪肉煸炒。

3. 锅中加高汤煮沸，放入黄豆芽，加酱油、盐，以小火煮熟，最后淋香油即可出锅。

时蔬燕麦粥

材料： 燕麦 3 大匙，牛蒡 1 根，胡萝卜半个，芹菜 1 根

调料： 鸡汤 1 小碗，盐适量，香油少许

做法：

1. 燕麦洗净，用清水浸泡 2 小时，备用。

2. 牛蒡、胡萝卜均洗净、削皮、切成丁；芹菜切成末状，备用。

3. 将已泡软的燕麦与鸡汤一同放入锅中煮成粥。

4. 将牛蒡丁、胡萝卜丁一同放入粥锅中煮熟，再加入盐调味。待粥熟时，滴入香油，撒上芹菜末即可。

产后抑郁

生完宝宝，本应该高兴才对啊，可是为什么就是高兴不起来呢？整天闷闷不乐，有时还会莫名地悲伤、烦躁。不会是传说中的产后抑郁吧？有的书上说，每位新妈妈都会或多或少患有产后抑郁。难道真是这样？其实，并非所有产后不开心都是产后抑郁，产后抑郁有比较严格的界定。那么产后抑郁到底是怎么回事呢？

产后情绪不佳 ≠ 产后抑郁

临近分娩，人体会分泌一种叫做胎盘类固醇的激素。临产前，这种物质的释放达到最高值。产后的24小时内，这种物质的分泌会突然减少，新妈妈的情绪会随着这种激素水平的改变而变化，情绪由峰顶直线跌落谷底，突然出现烦躁、悲伤、想哭、不高兴等负面情绪。这种单纯由体内激素变化引起的情绪不佳，80%的新妈妈都出现过，情绪低落来得快去得也快，但并不是真正的产后抑郁，只能算产后情绪不佳或者产后忧郁，一般在两周内会自行缓解。

产后抑郁到底是怎么回事

典型的产后抑郁是通常发生于产后6周内，发病

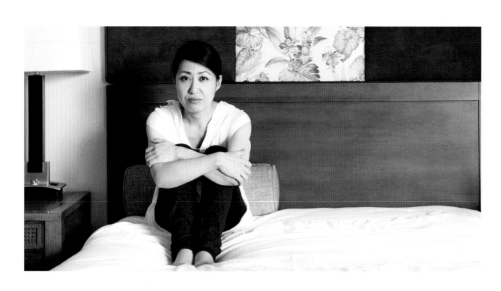

▲ 产后大多数妈妈都会有情绪不佳的时候，如果能自行缓解就不属异常。

率在 15% ~ 30% 之间，严重影响新妈妈的身心健康，是产褥期必须重视的一种疾病。此病持续时间较长，可持续整个产褥期，有的甚至会持续到孩子学龄前。

引起产后抑郁的因素较多，除了体内激素水平变化的因素外，孕期的意外事件（如生病、离职、搬家等）、分娩过程中的创伤经历、产后育儿造成的疲劳和睡眠不足、育儿经验缺乏、母乳喂养不成功、夫妻感情不和、婆媳矛盾、生活中的琐事、家人重男轻女、经济状况窘迫、住房拥挤、亲人去世等，都会造成产后抑郁。

产后抑郁若家人不予以重视，不注意新妈妈的情绪变化，不关心新妈妈的内心感受，任其发展，对新妈妈的危害极大。严重时患者可能会有自残、自杀行为。另外，产后抑郁还会造成新生儿营养不良、发育迟缓、情智启蒙起步晚、活动能力受限等问题。因此，一定要重视调节，必要时应就医治疗。

产后抑郁怎么办

对于产后抑郁，家人的理解和帮助以及新妈妈的自我调节都非常重要。比如，产前做好充分的准备；分娩后营造和谐的家庭氛围；夫妻感情和睦；家人分担育儿重任；新妈妈产后多休息，避免重体力劳动，少做琐碎、操心的事，保证睡眠充足，防止过度疲劳加重抑郁；新妈妈产后要保持心情愉快、情绪稳定，不钻牛角尖，不强迫自己做不想做的事情；在条件允许的情况下适当外出、社交，将自己的想法与家人、朋友沟通；照顾宝宝时不要过度敏感，给自己适应宝宝的时间等。在每个生活细节上都要预防产后抑郁的发生。产后抑郁如果比较严重或在调节的同时有加重的表现，应咨询医生并接受必要的治疗。

不要忽视饮食调节

由于食物中含有合成和改善人体神经递质的原料，因此合理饮食可帮助保持好心情，改变饮食结构对产后抑郁有益。在饮食方面，整体上应避免暴饮暴食，尽量少食多餐，多吃蔬菜和水果，不吃肥腻厚味以及刺激性的食物。研究表明，甜食会让人产生幸福感，不过甜食吃多了对身体无益，少吃为宜。另外，某些营养对产后抑郁也有缓解作用。

◎ **维生素 B₁。** 缺乏时会有忧郁、不安、易怒、淡漠等表现，充足的维生素 B₁ 可强化脑神经，舒缓脑疲劳，有利于控制情绪，预防产后抑郁。

◎ **维生素 B₆。** 参与许多酶促反应，有助于调节情绪。缺乏时，可发生忧郁和精神错乱。

它们不仅是构成骨骼和牙齿的主要成分，对神经系统同样具有较好的调节作用。

◎ **钙。** 缺钙神经会变得紧张，有易激动、难入睡或失眠等表现，适量补充可预防抑郁。

◎ **镁。** 严重缺乏时可能会出现情绪低落、明显抑郁的表现。

辣妈塑身餐食

产后，虽然升级当妈，但身材严重走样，小腹鼓鼓的，整个人像发起来了一样，做梦都想变回孕前的苗条模样。其实，只要采取科学合理的塑身方式，即使当了妈妈也能照样辣。那么，产后究竟什么时候开始减肥塑身最合适呢？饮食上怎样才能做到哺乳、塑身两不误呢？

过了产褥期再减肥塑身

产褥期是指女性从分娩结束到身体逐渐恢复到孕前状态的这段时间，一般需要6~8周。在产褥期内，新妈妈的身体状态还未恢复到孕前水平，因此，不宜过早通过控制饮食来减肥。否则不仅会延缓身体恢复，还会因为盲目减肥给骨骼和关节带来健康隐患，甚至会造成乳汁分泌减少导致宝宝营养不良。不过，在产褥期内，

可以先用腹带塑身，改善组织器官松弛、下垂的情况。以减肥为目的的运动、饮食等则要等到体力恢复之后再开始，至少也要过了产褥期。由于个体差异，每个人开始减肥的时机也略有不同。通常建议，不哺乳的妈妈从产后3~4个月以后开始减肥，哺乳妈妈可从产后6个月即宝宝添加辅食逐渐减少母乳摄取时再开始减肥。

另外，在开始减肥塑身前，最好制定一个科学合

Tips

坚持哺乳瘦得快

母乳喂养对新妈妈的身体恢复及减肥塑身都有益。这是因为，怀孕期间，女性体内储备了大量的脂肪。到了分娩后，这些脂肪就会为乳汁的分泌供给能量。哺乳会大量消耗能量，哺乳本身就能减肥，即使新妈妈多摄取一些汤汤水水，也能转化为乳汁供给宝宝，妈妈的体重不会增加很多。因此，要想减肥效果更好，新妈妈最好坚持哺乳。

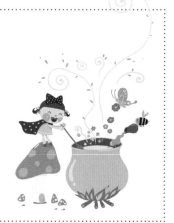

理的减肥计划，可以以每周减重 0.5 千克为目标。

合理安排饮食，让减肥塑身更健康

三餐定时、定量，安排好进餐顺序

有减肥塑身需求的新妈妈，三餐应定时、定量，按时进餐，每餐的进食量都要均匀，避免吃得过饱。另外，还要注意每一餐的进餐顺序，最好餐前先喝汤，进餐时先吃膳食纤维含量高、体积大、热量低的食物，再吃脂肪和热量相对较高的食物。

饭前半小时喝杯白开水

饭前半小时先喝一杯白开水既能使肠道通畅，又有助于减少进食量，控制热量的摄入。如果能坚持在三餐前半小时都饮用白开水，效果更好。

饭后漱口

每天饭后最好马上漱口，没有了残留的食物气味，人体会有意识地提醒自己已经漱过口，不能吃东西了，这样能有效控制食欲，避免饭后再摄取其他食物，有助于减肥。

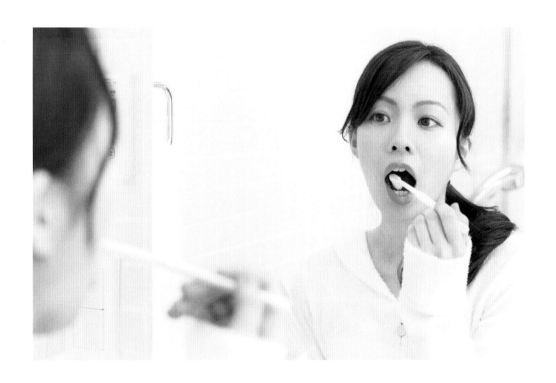

▶ 餐后刷牙，保持口腔内清爽新，以便更好地控制食欲，减少食物的摄取。

🐨 饮食有度，过度节食、暴饮暴食都不行

长期过度节食身体会缺乏营养，不但危害健康，而且还会使基础代谢率降低。基础代谢率一旦下降，人体消耗热量的效率就会下降，反而可能成为易胖体质。而且长期节食，体重减不下来，有些妈妈可能会自暴自弃，恢复正常饮食，甚至暴饮暴食。这样，长时间被抑制的脂肪细胞就会加速成长、扩张。而之前因节食基础代谢率已经降低，无法消耗过多的脂肪，这时反而更容易反弹长胖。

🐨 多吃蔬菜，控制水果摄取量

蔬菜热量低、糖分低、脂肪含量低，膳食纤维含量丰富，除了能满足人体的营养需求，更主要的是会让人产生饱腹感。尤其是餐前先吃蔬菜，可减少主食的摄取，减少热量摄入。绿叶蔬菜是不错的选择。另外，土豆虽然也能让人产生饱腹感，但烹调时要避免加太多油脂，否则会适得其反，反而会让人长胖。

水果普遍含糖量较高，糖分进入人体后如果不及

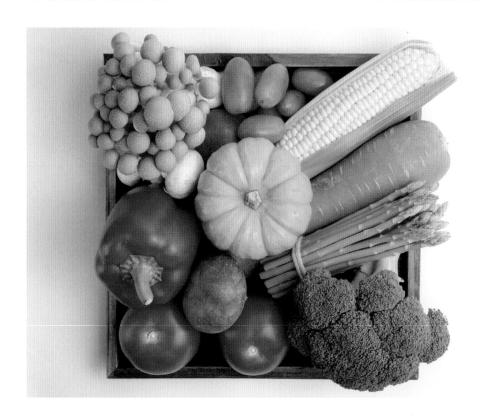

◀ 相比水果，多数蔬菜基本不含糖分，不会引起肥胖，产后瘦身的妈妈可放心食用。

时代谢出去，就会转化为脂肪存储在体内，容易让人发胖。因此，相比蔬菜而言，水果并不是理想的减肥食物，最好控制水果的摄取量。

细嚼慢咽，充分咀嚼

进餐时应细嚼慢咽，充分咀嚼，这样可帮助控制进餐速度。进餐时，由于我们的大脑需要约20分钟才能感知到饱腹感，如果吃得过快，在大脑感知到饱腹感之前肚子就饱了的话，大脑就有可能传达"还能再吃"的错误信号，因此极有可能会进食过量。而充分咀嚼其实是通过延长咀嚼时间来增加唾液的分泌，唾液能分解食物内的糖分，促进血液对糖分的吸收，使血糖上升。这样，大脑中枢神经就能接收到刺激感知到饱腹感，防止进食过多。但需要注意的是，充分咀嚼不能太过耗时，否则反而可能会导致饮食过量。

饮食结构中增加五谷杂粮的比重

精制米面在加工过程中去除了大部分粗纤维，而碳水化合物含量几乎没有变化，如果长期食用精制米面就会摄取大量的碳水化合物，容易长胖。燕麦、糙米、玉米、小米、红薯、豆类等五谷杂粮中富含膳食纤维，容易使人产生饱腹感而减少进食量，利于控制摄入的热量。因此，有塑身需求的新妈妈

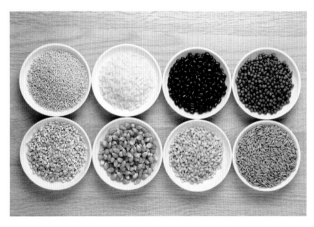

▲ 未经精加工的五谷杂粮，容易使人产生饱腹感，减少进食量，有助于塑身减肥。

可在饮食中增加五谷杂粮的比重，同时减少精制米面的摄取。

尽量吃高蛋白、低脂肪食物

瘦肉、鸡肉、鱼、虾、贝类、蛋、牛奶、奶制品、豆制品等食物都富含蛋白质，同时脂肪含量又低，进入人体后能为人体提供必需的营养，同时因为低脂也不容易引起发胖。

严格控盐，口味尽量清淡

太咸的食物或含有较多调味品的食物会导致体内的水分滞留，造成水肿。新妈妈经常摄取这样的食物，不但体重不容易减下去，而且水肿会让人看起来更胖。因此，新妈妈产后应严格控制盐分的摄取，烹调时少

用调味品，口味尽量清淡。

饮食少油，避免摄取动物油

饮食中的所有油脂都含有脂肪，过量摄取都会导致人体肥胖。植物性油脂主要含有不饱和脂肪酸，对人体健康更有益，适量摄取一般不会引起发胖，但也要控制摄取量。动物性油脂主要含饱和脂肪酸，不利于人体健康，而且会引起肥胖，应尽量避免摄取。

为了减少油脂的摄入，日常烹调可多采取蒸、煮、汆、烩、熬、拌等少油的烹调方法，每天烹调用油量不超过 30 克。尽量避免吃煎炸食品，煎炸等方式会增加油脂的摄取，还会因高温破坏食物中的营养成分。另外，

煲汤时，可把漂在汤上的浮油撇掉，最好煲清汤而不要做浓汤，因为浓汤含油量更高，更容易让人发胖。

少吃甜食，控制糖分摄取

相比水果，甜食中的糖分更多，糖分在人体内会转化为脂肪，引起发胖。因此，若要减肥塑身，就要控制糖分的摄取，少吃各种糕点、冰淇淋、巧克力、甜味饼干等甜食，少喝饮料。多数饮料糖分较高，无节制饮用会使人在无意中长胖。如果实在想喝，可选择低糖、低热量或无热量的饮品。另外，有些食物表面看虽然不含糖分，但其中可能含有蔗糖、葡萄糖、蜂蜜等成分，食用前应看清包装上的配料成分，防止摄取隐形的糖分。

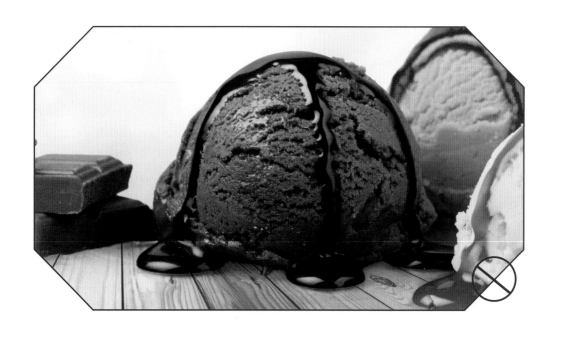

▲ 冰淇淋属于高糖分甜食，如果新妈妈想尽快瘦下来，最好避免摄取。

Tips

美味提示

这道菜由于是素炒，因此不含有任何动物性脂肪，膳食纤维含量丰富，不会引起发胖问题，对产后塑身有不错的效果。

贝类属于高蛋白、低脂肪食物，经常食用也不容易发胖，非常适合新妈妈当做产后塑身减肥餐食。

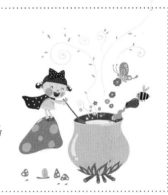

推荐食谱

胡萝卜百合炒西兰花

材料： 西兰花 300 克，百合、胡萝卜各适量

调料： 盐、油适量

做法：

1. 百合洗净；胡萝卜去皮，洗净切片；西兰花洗净，掰成小朵。

2. 锅中加水烧沸，将西兰花，胡萝卜、百合分别放入沸水中余烫，捞出沥干水分。

3. 锅置火上，加油烧热，倒入西兰花、胡萝卜、百合快速翻炒至西兰花八成熟时，加盐炒匀即可。

莴笋炒干贝

材料： 干贝 50 克，莴笋 300 克，胡萝卜 1 个，蒜 2 瓣

调料： 盐、油、水淀粉适量

做法：

1. 将干贝泡发，处理好后放入碗中，放入蒸锅中隔水蒸透，取出晾凉，撕成丝；莴笋去皮，切成丝；胡萝卜去皮，切丝；蒜剁成粒。

2. 起锅热油，下入蒜粒炝香锅，放入胡萝卜丝、莴笋丝，炒至八成熟。

3. 再加入干贝丝，调入盐炒透，用水淀粉勾芡，出锅即成。

专题

坐月子？请叫我"产后保健"

生完宝宝，新妈妈的身体非常虚弱，按照老辈人们的说法，出了医院就要回家"坐月子"了。月子里不能洗头，不能洗澡，不能刷牙等月子坐完了，你就变成油腻腻的泥人了。其实，老祖宗传了两千多年的月子经未必都正确。

"坐月子"是我国民间的传统说法，认为产后是女性气血最虚弱的时期，需要一个月养护才能恢复，故称"坐月子"。准确地说，"坐月子"是指产妇在产褥期调理身体的过程，现代医学称之为产后保健。

"月子"到底要坐多久

我国民间传统"坐月子"通常是坐满一个月。其实，严格地说，这个时间是不够的。现代医学认为，女性分娩后身体各脏器的恢复一般需要6～8周的时间。对于自然分娩的女性来说，会阴部位的复原需要十几天。在这个过程中，阴道逐渐缩小，阴道壁肌张力逐渐恢复，在产后3周左右会重新出现皱褶，但至产褥期结束时阴道依然无法完全恢复到孕前的紧张度。子宫复原到产前大小一般需要6周（42天）左右的时间。在产后3周左右，宫腔表

面出现新生的内膜。通常到产后6～8周，胎盘附着部位的子宫内膜部位才能完全修复。因此，"坐月子"只休息调养一个月是不够的，不足以让身体回到产前状态，女性在产后至少需要6周（42天）左右的修复时间。也就是说，至少要到产后42天才能出月子。

现代医学对产后保健的10条建议

我国民间"坐月子"的传统做法是，产妇在月子里不能洗澡、洗头发，不管什么天气都要穿得厚厚的，头上还要裹围巾、戴帽子。甚至还不能刷牙，不能吃生冷，不能外出，不能吹风。这样"坐月子"毫无科学性可言，不仅影响产妇恢复健康，甚至会危害身体健康。现代医学对产后保健的建议是这样的：

1.产后应注意卧床休息，避免劳累，减少访客探视。同时也要适当下床活动，

以促进胃肠功能恢复，避免形成静脉血栓。一定要避免提重物，以防造成脏器（尤其是子宫）脱垂。

2. 注意保暖，但也不要捂得太厚，避免出汗，出汗后及时更换湿衣。另外，捂得太多，严重时还会捂出脓疱疮疖，夏季还容易捂中暑。

3. 每天定时开窗通风，保持室内空气新鲜、流通，同时避免吹冷风，以防着凉。

4. 产后子宫、阴道及会阴还未恢复好，容易感染，严禁性生活。

5. 产妇新陈代谢旺盛，汗腺分泌活跃，比普通人更容易出汗，且抵抗力较弱，皮肤不及时清理会导致细菌滋生，可能造成产褥感染。因此，产后应加强卫

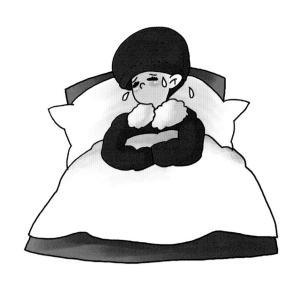

▲ 以往不管什么天气都裹围巾、戴帽子的传统毫无科学性可言。

生，定期洗头。会阴裂伤或切口未愈合前，可用温开水局部擦洗，伤口愈合后定期洗澡。洗澡时选择淋浴，避免盆浴，每次淋浴时间控制在 10 ~ 15 分钟，水温以 38℃ ~ 40℃为宜，注意保暖，浴室内的温度不低于 20℃，洗完后及时擦干，谨防感冒。

6. 产后雌激素水平依然较高，仍然是妊娠性牙龈炎的高发期，应每天用温水刷牙，餐后及时用温水漱口，否则会导致牙龈内细菌大量繁殖，可能导致口腔感染、牙龈萎缩、牙齿松脱。

7. 产褥期合理用眼，电子产品和书要适当少看。

8. 产后多喝水，多吃蔬菜水果，以补充膳食纤维促进肠蠕动，预防产后便秘。同时应保证蛋白质、谷物的适量摄入，但不可过量，尤其要避免大鱼大肉、喝油腻浓汤、高糖饮食，否则容易发胖，恶露也会绵延不尽。

9. 多和宝宝亲密接触，最好同床睡，以利于建立母婴联系。

10. 注意产后心理情绪的调节，如体力允许可适当出门、社交，家人也应多关注产妇，注意产妇的心理疏导。

重点关注"月子"里的饮食问题

产后的新妈妈，无论是身心状态还是胃肠功能，都不同于平时，饮食上要格外注意，月子里的饮食应

注意以下几点。

多摄取流质、半流质饮食

产后，新妈妈胃口一般都不太好，这时不想吃也不必勉强。由于产妇汗腺分泌旺盛，大多出汗较多，如果不及时饮食可能会引起脱水，此时不妨摄取一些流质或半流质的饮食，帮助体力恢复。另外，对于哺乳的新妈妈而言，对水分的需要量更大，饮食中的水分可以更多一点，如多喝清淡的汤水、牛奶、稀粥等。

食物尽量细软

产后，新妈妈的牙齿和胃肠功能都较弱，食物应尽量煮得细软、容易入口，以便于肠胃消化，避免食用坚硬、带壳的食物。

饮食要清淡

新妈妈的消化功能较差，尤其是在产后半个月内，更要注意保护，饮食要清淡。避免吃过于油腻的食物，否则会增加胃肠道的负担，易使脾功能受损，引起消化不良，影响食欲；禁食辛辣、酸涩的食物，以免刺激本就虚弱的胃肠；少吃盐，避免吃过咸及盐渍的食物，以免影响体内的体液平衡；甜食也要少吃，否则会影响食欲，并造成脂肪堆积，引起产后肥胖。这时

最好吃些清淡、健胃、利于乳汁分泌的食物，如豆腐、小米粥、红枣、红小豆粥、蒸蛋、清淡的鲫鱼汤、鲤鱼汤、薏仁汤等。

饮食多样化，营养均衡

产后食物品种应尽量多样化，不要过于单一，新妈妈更不能偏食，以免造成营养过偏或营养不良。除了过于生冷、刺激的食物外，其他食物品种越丰富越好，这样可保证营养均衡、全面，利于产后恢复和宝宝发育。

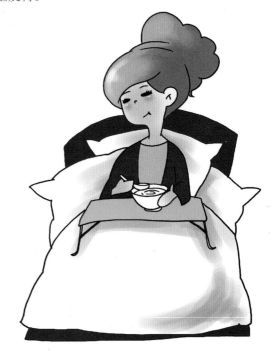

▲ 稀粥容易消化，还能补充水分，新妈妈产后可每天摄取。